Keuthage

Die Haferkur für einen gesunden Stoffwechsel

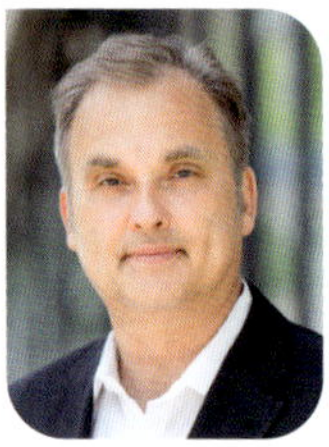

Dr. med. Winfried Keuthage ist Ernährungsmediziner und Diabetologe. Durch die Arbeit in seiner zertifizierten Schwerpunktpraxis für Ernährungsmedizin und Diabetes in Münster/Westfalen hat er täglich Erfahrungen mit Menschen, die an Stoffwechselerkrankungen leiden. Mehrfach wurde er auf der Focus-Ärzteliste unter Deutschlands Top-Medizinern genannt. Seit Jahren lehrt er an der Fachhochschule Münster im Fachbereich Oecotrophologie und bildet angehende Ernährungswissenschaftler aus. Als langjähriges Vorstandsmitglied des Berufsverbandes Deutscher Ernährungsmediziner hat er sich maßgeblich für die Stärkung der Ernährungsmedizin in der ärztlichen Weiterbildung eingesetzt. Er hält regelmäßig Vorträge für Ärzte und Ärztinnen, Diabetesberater und -beraterinnen, Ernährungsfachkräfte und Patienten und Patientinnen. Er ist zudem Mitglied im Ausschuss Ernährung der Deutschen Diabetes Gesellschaft (DDG) und als solcher Co-Autor der aktuellen Leitlinien und Praxisempfehlungen zur Ernährung von Menschen mit Diabetes.

Danksagung

Ich möchte mich für die Unterstützung bei der Erstellung dieses Buches bei meiner Frau sowie meinem gesamten Team bedanken. Mein besonderer Dank für Recherche, Inspiration und Korrektur geht an Hannah Gehlmann, Theresia Godde, Lisa Gödecke, Diana Kornek, Annika Närdemann und Anastasia Tarassenko.

Dr. med. Winfried Keuthage

Die Haferkur für einen gesunden Stoffwechsel

Natürliche Hilfe bei Diabetes, Fettleber und Fettstoffwechselstörungen

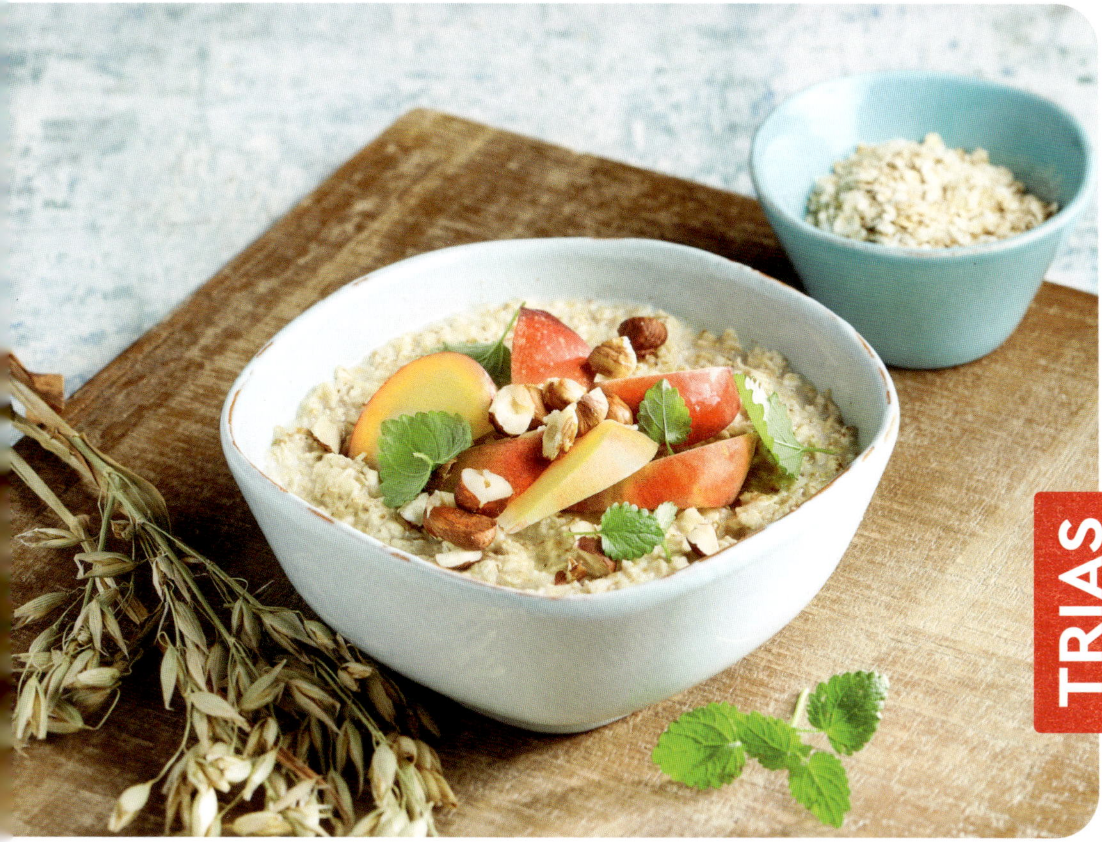

TRIAS

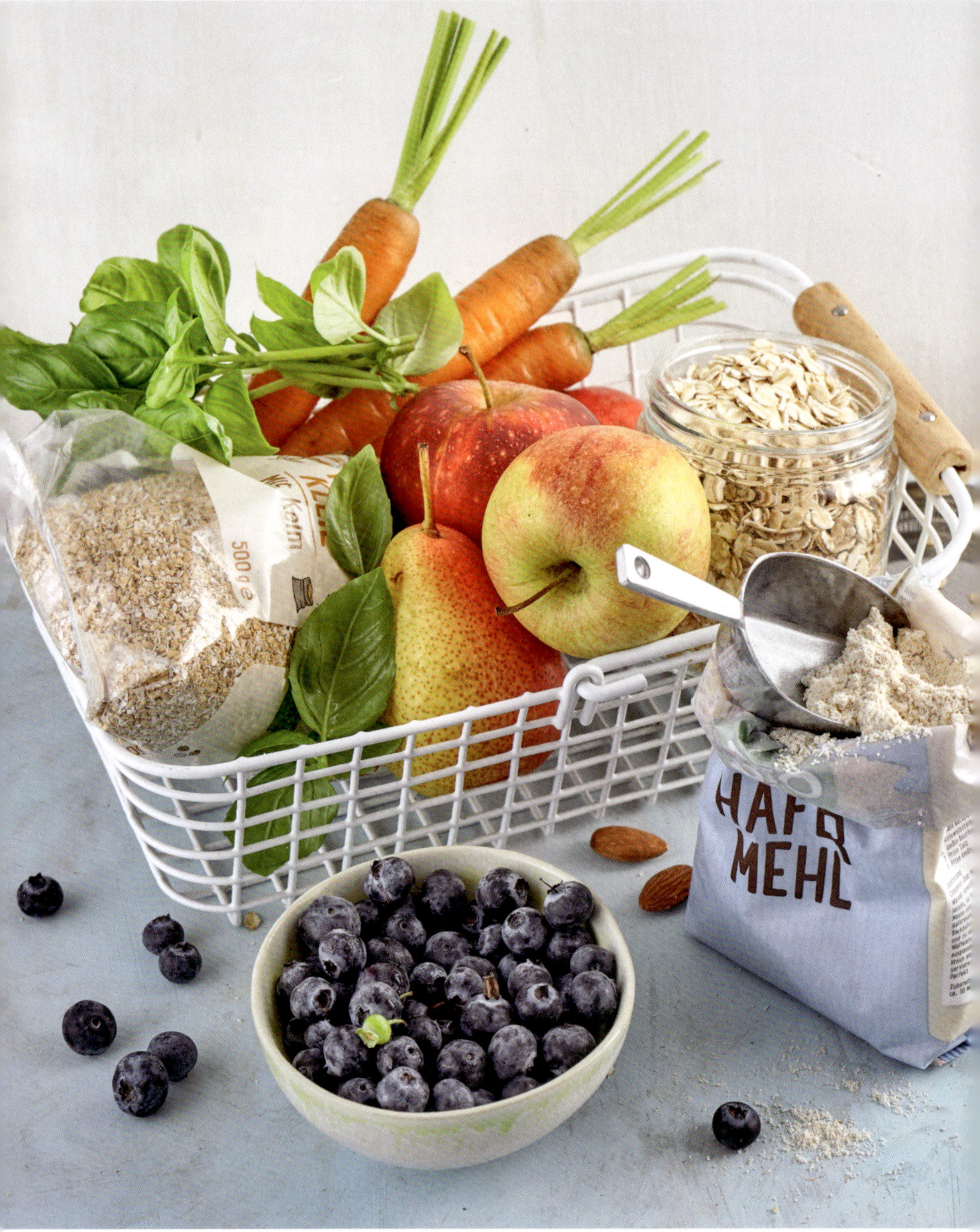
Keim
500 g
MEHL

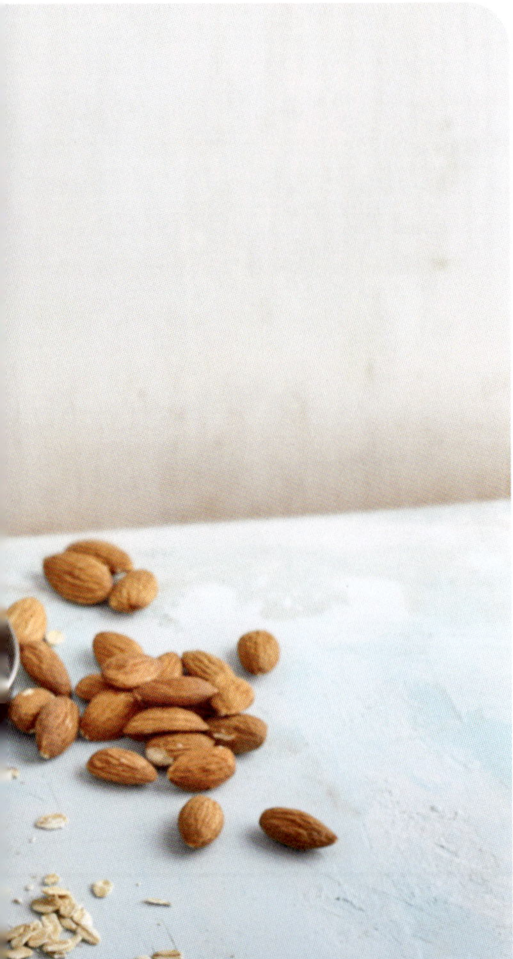

Das Rezept zum Coverfoto finden Sie auf Seite 73.

Exkurse

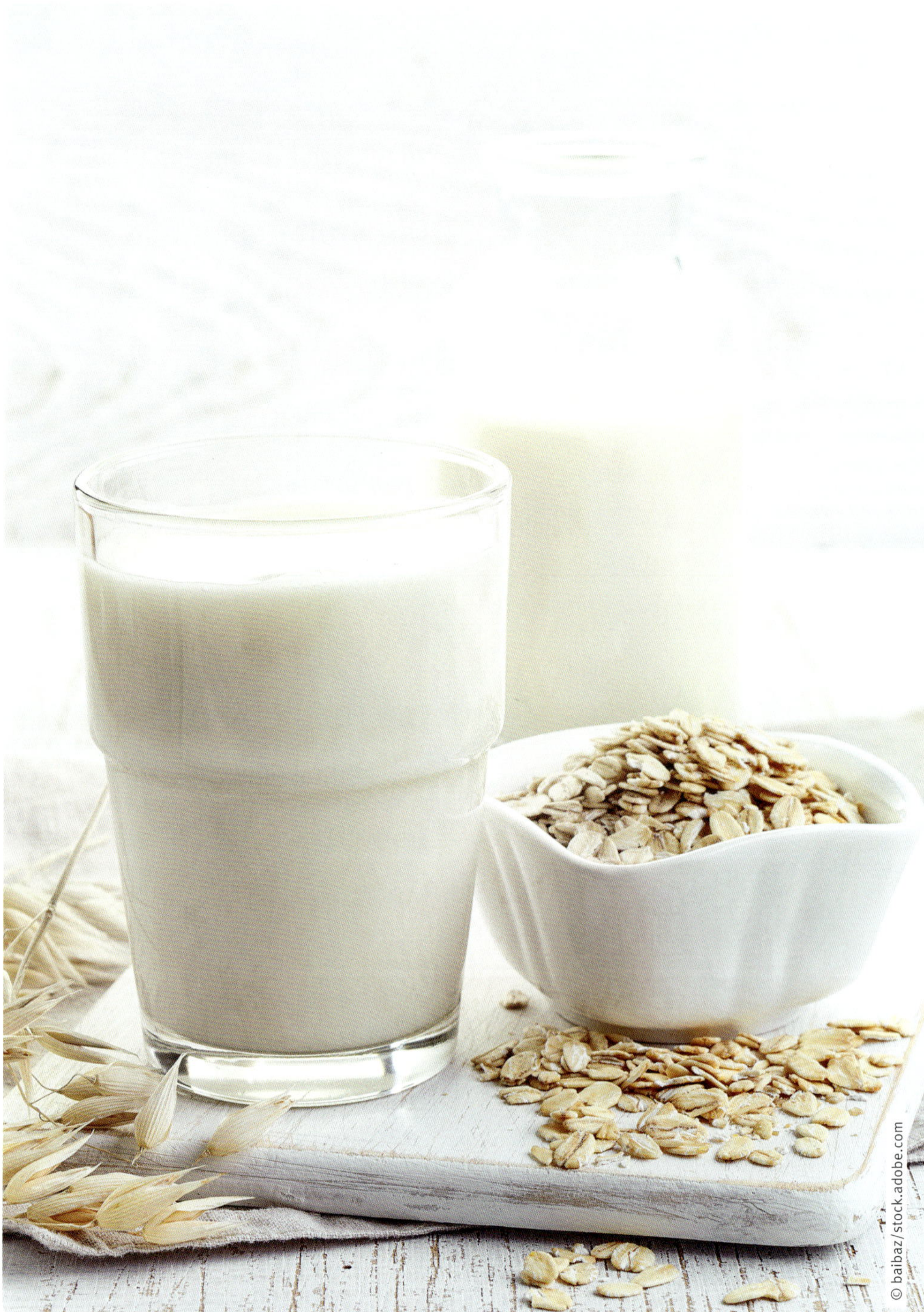

Liebe Leserin, lieber Leser,

Unsere Lebensmittelauswahl ist bei diesem Überangebot eine schwierige Angelegenheit. Dieser Ratgeber kann mit diversen Rezeptideen dazu beitragen, dass speziell ein einziges Produkt, der Hafer, eine ganz besondere Rolle einnimmt. Die richtige Qualität herauszufiltern, bleibt eine tägliche Herausforderung.

Der Fett- und Kohlenhydratgehalt und deren Qualität in Lebensmitteln entspricht nicht immer dem körperlichen Bedarf, gerade im Kontext von Übergewicht und Diabetes. Stellen Sie sich bitte vor, wenn Sie durch eben diesen Hafer mit unterschiedlichen Rezeptideen Einfluss auf die Insulinempfindlichkeit im Körper hätten UND eine verbesserte Sättigung erwirken könnten. Lassen Sie sich begeistern von der Vielfalt der Möglichkeiten.

Theoretische Hintergründe zu erfahren, um deren wissenschaftliche Bedeutung in den Alltag einfließen zu lassen, unterstützt Ihre Gesundheit. Wer in der praktischen Diabetologie arbeitet, kann den Gewinn dieses Buches sofort erkennen.

Viel Vergnügen beim Ausprobieren!

Dr. rer. medic. Nicola Haller, Augsburg
Dipl. Medizinpädagogin (Humboldt-Universität zu Berlin)
Diabetesberaterin DDG
Vorsitzende des VDBD

Vom Klassiker zum Superfood

Wurden Sie von Ihrer Ärztin oder Ihrem Arzt auf Ihre Blutzuckerwerte aufmerksam gemacht? Auch die Cholesterinwerte sehen nicht gut aus und der Verdacht auf eine Fettleber liegt nahe? Hafer könnte Ihnen dabei helfen, Ihre Cholesterinwerte zu senken und den Blutzuckerspiegel auf eine sanfte Art und Weise in den Griff zu bekommen.

Der Anbau und der Verzehr des wertvollen Getreides haben bei uns bereits eine jahrtausendealte Tradition. In den letzten beiden Jahrzehnten begründeten Studien zu seinen gesundheitsfördernden Effekten den Ruf des Hafers als neues Superfood. Erstmals trat er in den Mittelpunkt des medizinischen Interesses, als der deutsche Diabetologe Carl von Noorden Anfang des 20. Jahrhunderts die positiven Effekte von Hafertagen, einer Kur, bei der ausschließlich eine Art Hafersuppe zu sich genommen wird, auf den Stoffwechsel bei Diabetes beschrieb. Mittlerweile empfiehlt die überwiegende Zahl der Diabetologen ihren Patientinnen und Patienten mit Typ-2-Diabetes, regelmäßig solche Hafertage einzulegen, um die Zuckerwerte nachhaltig zu senken.

Hafer empfehle ich darüber hinaus für jeden Menschen als alltäglichen Nahrungsbestandteil. Immer mehr aktuelle Studien belegen Wirkungsweisen und Wirksamkeit von Hafer bei verschiedenen Erkrankungen. Als erste und bisher einzige Getreidesorte erhielt Hafer im Jahr 2017 sogar das Prädikat »Arzneipflanze des Jahres«. Im Mittelpunkt der Forschung steht dabei der einzig im Hafer enthaltene Ballaststoff Hafer-Beta-Glucan. Aufgrund der in Studien belegten Effekte soll dieses unter anderem zur Senkung von Zucker- und Cholesterinspiegel beitragen.

Dieses Buch bietet Ihnen zunächst einen Überblick über die einzelnen Bestandteile des Hafers. Dann lernen Sie mehr über seine breiten gesundheitsfördernden Effekte und wie Sie strenge und gemäßigte Hafertage durchführen. Probieren Sie sich aus und entwickeln Sie mithilfe der Anleitung in diesem Buch Ihre eigene individuelle Haferkur, bei der 5 Strategien zum Einsatz kommen, mit deren Hilfe Sie die Umsetzung der Hafertage verbessern und mehr Haferprodukte in Ihre tägliche Ernährung etablieren können.

Im zweiten Teil des Buches finden sich zahlreiche alltagstaugliche Rezepte rund um den Hafer. Diese ermöglichen Ihnen, jeden Tag mindestens eine Mahlzeit mit Hafer zu essen, ohne dass es geschmacklich eintönig wird. Sie finden Variationen bekannter Rezepte, aber auch neue Kreationen wie ein Hafer-Eiweiß-Brot oder Haferpizza. Die Rezepte eignen sich im Rahmen einer ausgewogenen, gesunden und vollwertigen Ernährung. Hierbei kommt es selbstverständlich nicht nur auf die Verwendung von Haferprodukten an, ebenso wichtig ist die Beachtung weiterer gesundheitsfördernder Zutaten und Zubereitungen.

Die meisten Rezepte eignen sich im Rahmen einer glutenfreien und/oder laktosefreien Ernährung, außerdem sind fast alle vegetarisch (bis auf die Lachs-Kartoffel-Suppe, Seite 121), zum Teil auch vegan.

Wenn Sie die meisten der in diesem Buch beschriebenen Ratschläge umsetzen, können Sie sich die vielfältigen gesundheitlichen Vorteile des Hafers zunutze machen. Insbesondere Menschen mit Typ-2-Diabetes werden von Hafertagen und Hafermahlzeiten profitieren. Integrieren Sie Hafer dauerhaft in Ihre Ernährung. Guten Appetit und bleiben Sie gesund!

Ihr **Dr. med. Winfried Keuthage,** Münster im Herbst 2021

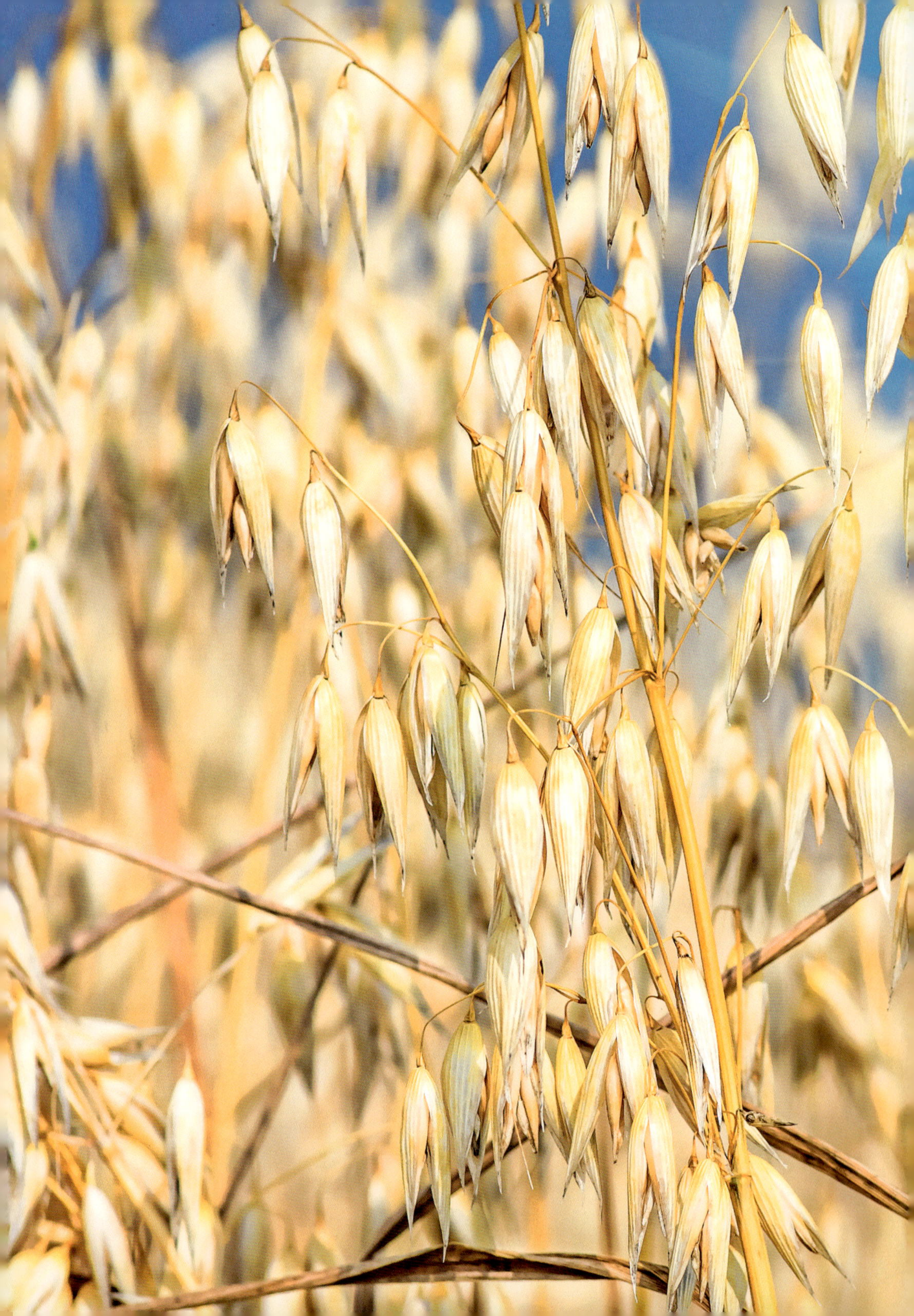

Die Kraft des Hafers

Hafer kann bei Diabetes, Fettleber und anderen Krankheiten förderlich sein. Entwickeln Sie Ihre individuelle Haferkur, mit der Sie Ihre Gesundheit aktiv unterstützen.

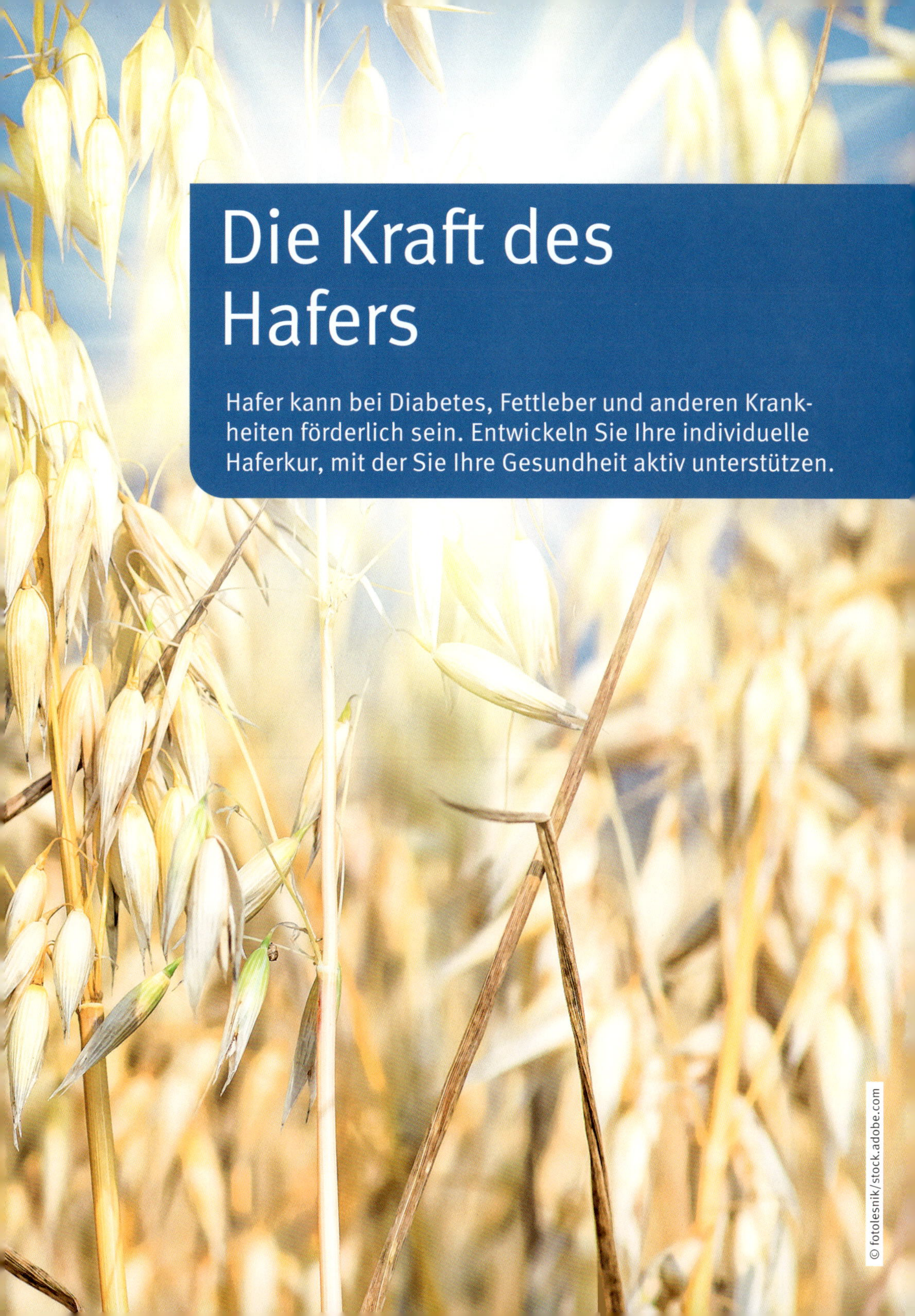

Das steckt im Hafer

Hafer und Haferprodukte beinhalten verschiedene gesundheitsfördernde und nährende Bestandteile. Welche sind das und was bewirken sie?

Bevor Sie mit den Hafertagen und der Entwicklung Ihrer individuellen Haferkur beginnen, betrachten wir das wertvolle Getreide einmal genauer. Wie, wann und wo wird es angebaut, welche Haferprodukte gibt es und welche Inhaltsstoffe zeichnen Hafer aus?

Die Haferpflanze im Porträt

Der Hafer ist eine robuste Getreideart, die gemäßigtes Klima bevorzugt und wenig anspruchsvoll ist in Bezug auf die Bodenqualität. Hauptanbaugebiete sind Nord- und Mitteleuropa sowie Nordamerika. Der Anbau in Deutschland konzentriert sich auf die Mittelgebirge, das Alpenvorland und die Küstenregionen. Die Aussaat erfolgt meist Mitte bis Ende März und die Ernte Mitte Juli bis Anfang August. Das Getreide wird einjährig angebaut und wächst 60–150 cm hoch.

Hafer hat im Gegensatz zu anderen Getreidearten keine Ähren, sondern Rispen. Diese haben eine glockenähnliche Form und neigen sich im Laufe der Wachstumsphase leicht nach unten. Die einzelnen Haferkörner sind fest von der Schale, der sog. Spelze, umhüllt. Nach der Ernte wird das Korn von der Spelze getrennt (entspelzt).

Die Wurzeln der Haferpflanze reichen bis zu zwei Meter tief in den Boden, was den hohen Nährstoffgehalt des Hafers erklärt. Hafer wächst auch bei ungünstigen Bodenqualitäten und trägt so zur Erholung des Ackerbodens bei. Die Haferpflanze ist wenig anfällig gegenüber Krankheiten oder Schädlingen, dadurch ist der Einsatz von Pflanzenschutzmitteln bei Hafer gering.

Anhand der Größe des Kerns wird bei der Produktion zwischen kernigen und zarten Haferflocken unterschieden. Kernige Haferflocken werden aus ganzen großen Kernen ausgewalzt. Sie erhalten diese im Supermarkt auch unter der Bezeichnung »Großblattflocken«. Zur Herstellung der zarten Haferflocken werden kleine Haferkerne zunächst in noch kleinere Stücke – die sog. Grütze – geschnitten. Anschließend werden die Stücke zu Flocken gewalzt. Sie heißen auch Kleinblattflocken. Qualitätsmerkmale beider Haferflockensorten sind der typische Geruch des Haferkorns und eine helle arttypische Farbe des Kerns ohne dunkle Verfärbungen, ebenso ein Kern-Spelze-Verhältnis von 2:1.

Näheres zur Haferpflanze und den Produkten, die aus ihren Kernen gewonnen wird, finden Sie in der nachfolgenden Übersicht (Seite 18).

Die Inhaltsstoffe

Im Hafer stecken viele wertvolle Nährstoffe und Vitamine. Welche das genau sind und wie sie sich auf Ihre Gesundheit auswirken, betrachten wir hier genauer.

Kohlenhydrate

Der Hauptbestandteil von Hafer besteht aus komplexen Kohlenhydraten (Stärke/Polysaccharide). Der Kohlenhydratgehalt von Haferflocken beträgt 58,7 g auf 100 g, davon sind 0,7 g Zucker. Im Vergleich dazu hat Weizen einen Kohlenhydratanteil von 70,9 g auf 100 g, davon sind 0,3 g Zucker.

Komplexe Kohlenhydrate bestehen aus langen Ketten von Zuckerbausteinen. Bei der Verdauung werden die Ketten in die einzelnen Zuckerbausteine (Glucose) aufgespalten. In der Folge kommt es – im Vergleich zur Aufnahme von kurzkettigen Kohlenhydraten – zu einer verzögerten Aufnahme des Zuckers in den Körper und damit zu einem langsameren Anstieg des Blutzuckerspiegels. Wir sind also länger mit Energie versorgt und fühlen uns länger satt.

Haferprodukte haben einen niedrigen glykämischen Index (GI) von lediglich ca. 40. Der GI ist ein anerkanntes Maß für die blutzuckersteigernde Wirkung von Lebensmitteln (als Referenz gilt Traubenzucker (Glucose) mit einem GI-Wert von 100). Das bedeutet also, dass eine Mahlzeit mit Hafer den Blutzuckerspiegel weniger rasch ansteigen lässt als etwa ein Gericht, das statt Hafer Reis enthält (weißer Reis hat einen GI von ca. 60).

Im Vergleich zu anderen Getreidearten hat die Stärke im Hafer einen hohen Anteil an Amylose und Amylopektin, welche besondere Klebereigenschaften besitzen. Wird bei der Zubereitung von Speisen der Hafer erwärmt, wird die Haferstärke aufgeschlossen und teilweise freigesetzt, was den typischen »schleimigen« Charakter hervorruft, den wir etwa von Haferschleim (Porridge) kennen. Die Schleimbildung bei der warmen Zubereitung von Haferflocken in Flüssigkeit erklärt auch die gute Verdaulichkeit von Haferschleim.

Ballaststoffe

Der Ballaststoffgehalt von Hafer ist sehr hoch. Haferflocken enthalten 10 g Ballaststoffe auf 100 g. Ballaststoffe sind pflanzliche Nahrungsbestandteile, die nachweislich die Gesundheit fördern. Wahrscheinlich senkt ein hoher Verzehr von Ballaststoffen, die vor allem in Getreidevollkornprodukten vorkommen, das Risiko, an Darmkrebs zu erkranken. Zusätzlich können Sie auch das Risiko für Diabetes mellitus Typ 2 sowie die koronare Herzkrankheit vermindern, indem Sie auf eine ballaststoffreiche Ernährung achten. Hafer enthält sowohl reichlich lösliche als auch unlösliche Ballaststoffe.

Unlösliche Ballaststoffe (»Füllstoffe«) werden zum überwiegenden Teil über den Darm wieder ausgeschieden, das heißt, sie werden nicht durch Bakterien abgebaut, die den Darm besiedeln. Diese Ballaststoffe erhöhen das Stuhlvolumen, aktivieren die Darmbewegung und beschleunigen Darmpassage und Ausscheidung der Nahrung. Kurzum: Sie halten Ihren Darmtrakt fit und aktiv.

Lösliche Ballaststoffe (»Quellstoffe«) stärken das Immunsystem und unterstützen eine gesunde Darmflora. Bei ihrem Abbau entstehen kurzkettige Fettsäuren, welche die Darmfunktion unterstützen. Das von den löslichen Ballaststoffen gebildete zähflüssige Gel wirkt zudem als Schutzbarriere für die Darmschleimhaut und bindet schädliche Substanzen (mehr dazu unter dem Punkt »Darmgesundheit« Seite 24). Die Deutsche Gesellschaft für Ernährung (DGE) sieht es als belegt an, dass ein hoher Verzehr an Vollkornprodukten sowie an löslichen Ballaststoffen die Konzentration von Gesamt- und LDL-Cholesterol im Blut senkt. Das trifft natürlich auch auf Hafer zu, wie wir uns später genauer ansehen (Seite 23).

Hafer-Beta-Glucan

Hafer-Beta-Glucan ist der Inhaltsstoff, der den Hafer so besonders macht. Denn allein Hafer hat einen hohen Gehalt dieses wasserlöslichen Ballaststoffs. Beta-Glucan kommt in der getreidetypischen spezifischen Form nur in Hafer und Gerste vor und speziell Hafer-Beta-Glucan zeigt vielfältige positive Wirkungen auf den Stoffwechsel des Menschen. An einem einzelnen Hafertag (Kapitel »Die Hafertage« Seite 30 und »Die individuelle Haferkur« Seite 34) nehmen Sie 10 g Beta-Glucan auf.

Hafer-Beta-Glucan bindet im Körper Flüssigkeit, wodurch im Magen-Darm-Trakt eine viskose (zähflüssige) Masse entsteht, welche die Darmschleimhaut schützt und einen langsameren Nährstoffabbau im Dünndarm zur Folge hat. Dies wirkt sich positiv auf unseren Blutzucker- und Cholesterinspiegel aus sowie auf das Sättigungsgefühl (Seite 23).

Eiweiß und Fettsäuren

Eiweiß (Protein) braucht unser Körper zur Aufrechterhaltung des Stoffwechsels, zum Aufbau unseres Gewebes und der Muskeln. Der Großteil des benötigten Eiweißes nehmen wir dabei über die Nahrung zu uns. Zugleich sättigt Eiweiß (bezogen auf seinen Energiegehalt) sehr gut und ist daher im Rahmen einer angestrebten Gewichtsabnahme sehr geeignet.

Hafer-Eiweiß kann gut zur Bildung von Eiweiß im Körper verwendet werden. Die Menge des (biologisch hochwertigen) Eiweißes beträgt in Haferflocken beispielsweise 13,5 g pro 100 g. Der größte Teil dieses Eiweißes (ca. 6,9 g) besteht aus essenziellen Aminosäuren (Eiweißmolekülen), welche der Körper nicht selbst bilden kann und die daher mit der Nahrung zugeführt werden müssen. Essenzielle Aminosäuren unterstützen den Zell- und Gewebeaufbau im Körper und regen die Produktion lebenswichtiger Enzyme und Hormone an. Um eine optimale Zusammensetzung der Aminosäurezufuhr sicherzustellen, sollten Haferprodukte aber mit anderen Eiweißquellen kombiniert werden.

Hafer-Eiweiß enthält außerdem – anders als andere Getreidesorten – nur geringe Spuren des Eiweißbestandteils Gluten. Aus diesem Grund ist Hafer als Eiweißlieferant besonders geeignet, wenn Sie

Beta-Glucan-Gehalt von Haferprodukten

Hier ein Überblick, wie viel Beta-Glucan in Haferprodukten steckt:

- Haferflocken: 4,5 g pro 100 g
- Haferkleie-Flocken: 7,5 g pro 100 g
- Haferfleks: 5 g pro 100 g

unter einer Glutenunverträglichkeit oder Zöliakie (Seite 26) leiden.

Durch seinen hohen Gehalt an Fettsäuren (Lipiden) ist der Nährstoffgehalt von Hafer geringfügig höher als der von anderen Getreidesorten. Er versorgt den Körper mit wertvollen einfach und mehrfach ungesättigten Fettsäuren, bei gleichzeitig niedrigem Gehalt an eher ungünstigen gesättigten Fettsäuren (1,24 g pro 100 g) und Cholesterin (Seite 23). Hafer ist daher eine der fettreichsten Getreidearten. Die enthaltenen Fettsäuren sind überwiegend wertvolle ungesättigte Fettsäuren (76 Prozent).

Zusammensetzung ungesättigter Fettsäuren in Hafer

	einfach ungesättigte Fettsäuren (2,79 g pro 100 g)	**mehrfach ungesättigte Fettsäuren (2,55 g pro 100 g)**
Ölsäure (Omega-9)	2,77 g	–
Palmitoleinsäure	0,02 g	–
Linolsäure (Omega-6)	–	2,46 g
Linolensäure	–	0,09 g

Vitamine, Mineralstoffe und Spurenelemente

Hafer und Haferprodukte enthalten auch große Mengen an Mineralstoffen (Magnesium, Phosphor), Spurenelementen (Eisen, Zink, Kupfer, Mangan) und Vitaminen (Thiamin/Vitamin B_1, Biotin/Vitamin H, Vitamin K, Folsäure/Vitamin B_9). So decken beispielsweise 100 g Haferflocken mehr als die Hälfte des täglichen Bedarfs an Vitamin B_1, Magnesium, Phosphor und Zink.

Sekundäre Pflanzenstoffe und Antioxidantien

Im Vergleich zu anderen Getreiden hat Hafer einen hohen Anteil an sekundären Pflanzenstoffen und antioxidativ wirksamen Substanzen. Die Antioxidantien bieten Schutz vor sog. freien Radikalen. Diese wiederum werden für die Entstehung u. a. von Herz-Kreislauf- und Krebs-Erkrankungen mitverantwortlich gemacht. Zu den im Hafer reichlich vorkommenden Antioxidantien zählen Vitamin E sowie phenolische Verbindungen, wie Phytinsäure, Sterole und Flavonoide sowie das haferspezifische Avenanthramid.

Letzteres wirkt entzündungshemmend und unterstützt wie alle Antioxidantien unseren Körper beim Abbau freier Radikale. Es stimuliert die Bildung des gefäßerweiternden Stickstoffmonoxids und wirkt über verschiedene Wege einer Gefäßverengung entgegen. Studien zeigen bei Frauen schützende Effekte bei starken muskulären Belastungen. Durch sportliche Aktivität ausgelöste Entzündungsreaktionen lassen sich so eindämmen. Besonders Frauen nach den Wechseljahren mit einer geringeren Östrogenproduktion profitieren von der antioxidativen Wirkung der Avenanthramide.

Die meisten antioxidativen Substanzen im Hafer sind hitzeresistent. Wenn Sie also Ihre Hafermahlzeit zubereiten, bleiben die Antioxidantien im Hafer erhalten und kommen so Ihrer Gesundheit zugute.

Inhaltswunder Hafer auf einen Blick

- **Komplexe Kohlenhydrate** sorgen für einen nur langsamen Anstieg des Blutzuckers und ein langes Sättigungsgefühl.
- **Ballaststoffe** schützen den Darm. Das Risiko, an Diabetes Typ 2 und der koronaren Herzkrankheit zu erkranken, sinkt; der Cholesterinspiegel wird positiv beeinflusst.
- **Beta-Glucan** wirkt sich positiv auf Blutzucker- und Cholesterinspiegel aus.
- **Eiweiß** wird für den Gewebe- und Muskelaufbau benötigt.
- Einfach und mehrfach **ungesättigte Fettsäuren** haben einen positiven Effekt auf den Fettstoffwechsel.
- **Vitamine, Mineralstoffe und Spurenelemente** wirken sich vielfältig positiv auf den Organismus aus.
- **Antioxidantien** schützen vor Herz-Kreislauf- und Krebs-Erkrankungen; Avenanthramid wirkt entzündungshemmend und Gefäßverengungen entgegen.

Hafer

Hafer kommt in verschiedenen Formen und Ausführungen daher. Hier ein Überblick über das Getreide und die verschiedenen Haferprodukte.

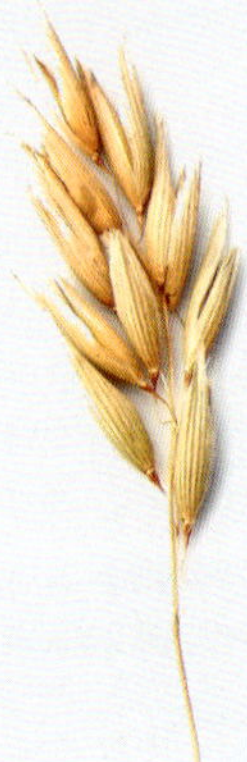

© margo555/stock.adobe.com

Haferrispe Die Haferpflanze trägt keine Ähren, sondern Rispen, in denen sich die Haferkerne befinden.

Haferkern Der ganze Haferkern ist sehr nährstoffreich und hat einen besonders hohen Gehalt an Eiweiß, Vitaminen und Mineralstoffen sowie einen um 40–80 Prozent höheren Ballaststoffanteil als Haferflocken.

Hafergrütze Für die Hafergrütze werden Haferkerne in kleine Stücke geschnitten. Sie dient als Ausgangsprodukt für weitere Hafererzeugnisse.

Haferflocken Um Großblattflocken zu erhalten, werden große Haferkerne ausgewalzt, für Kleinblattflocken werden kleine Haferkerne zu Grütze geschnitten und dann zu Flocken gewalzt. Frische Haferflocken können übrigens mit der Quetsche bzw. Mühle aus Haferkernen selbst hergestellt werden.

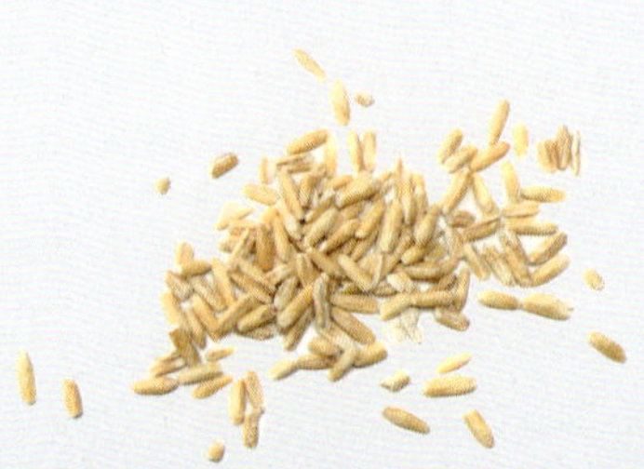

© Tatiana/stock.adobe.com

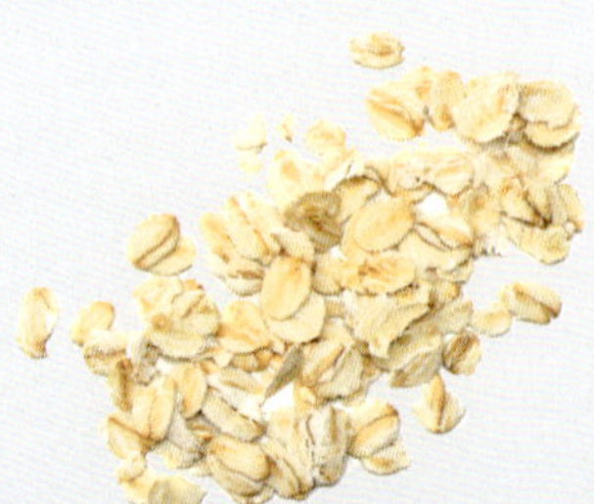

© Tatiana/stock.adobe.com

Haferkleie Bei der Haferkleie wird der Mehlkörper entfernt. Übrig bleiben Keim und Randschichten.

Haferkleie-Grieß Randschichten und Haferkern werden für den Grieß grob gemahlen.

Lösliche Haferkleie-Flocken Diese in Flüssigkeit leicht löslichen Flocken werden über ein besonderes Verfahren aus gemahlenem Haferkleie-Grieß gewonnen.

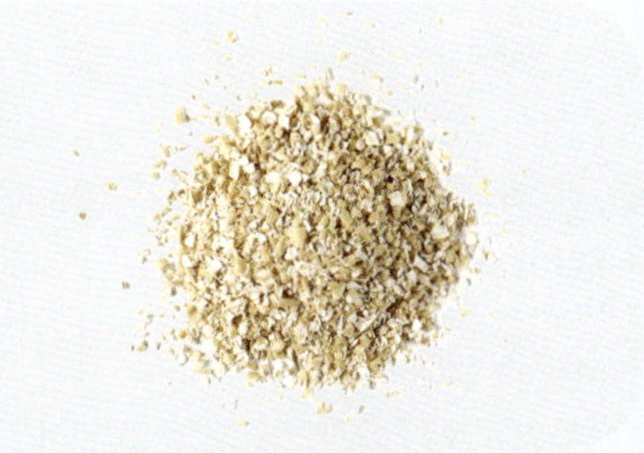

Lösliche Haferflocken Leicht lösliche Haferflocken werden aus Hafervollkornmehl über ein besonderes Verfahren zu hauchdünnen Flocken gewalzt.

Hafermehl Für Hafermehl werden Haferflocken und/oder Hafergrütze fein vermahlen. Hafermehl kann aus Haferflocken auch leicht selbst hergestellt werden (Seite 74).

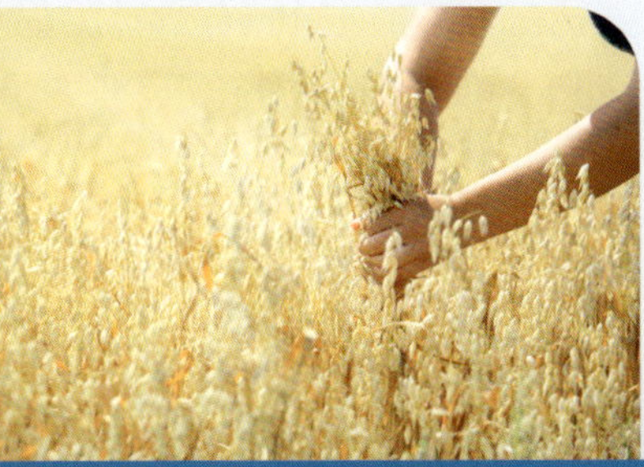

Hafer-Cerealien Bei der Herstellung von Hafer-Cerealien gibt es zwei Varianten. Entweder werden Hafermehl und weitere Zutaten verkocht und anschließend gepresst oder ganze Haferkörner werden starkem Dampf und Druck ausgesetzt. Beim anschließenden Druckabfall verdampft das Wasser, die Stärke wandelt sich um und die Kerne werden fest.

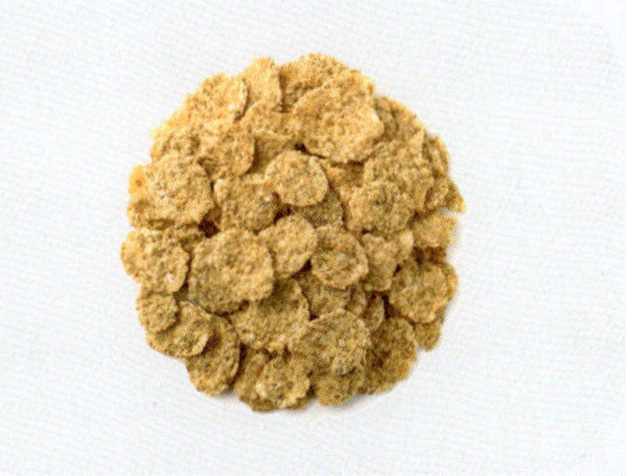

Haferdrink Für Haferdrink werden Haferkerne gemahlen, dann werden Wasser und Ferment hinzugefügt, sodass die Stärke teilweise zu Zuckerbausteinen abgebaut wird. Die unlöslichen Bestandteile werden entfernt und der leicht süßliche Haferdrink bleibt übrig. Beim Haferdrink handelt es sich nicht um Milch. Da in der Umgangssprache die Begriffe Haferdrink und Hafermilch aber oft synonym verwendet werden, kommen in diesem Buch auch beide vor.

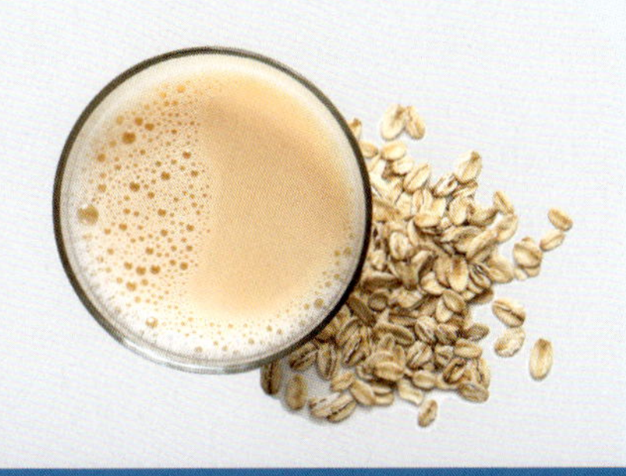

Was Hafer so gesund macht

Die wertvollen Inhaltsstoffe des Hafers können sich bei vielen Krankheitsbildern positiv auf den Verlauf auswirken oder präventiv vor einer Erkrankung schützen.

Hafer ist für (fast) alle Menschen ein überaus verträgliches und gesundes Lebensmittel. Gerade bei Stoffwechselstörungen zeigt sich seine gesundheitsfördernde Wirkung. Hafer erhielt aus diesem Grunde im Jahr 2017 sogar die Auszeichnung »Arzneimittelpflanze des Jahres«, welche der Studienkreis Entwicklungsgeschichte der Arzneipflanzenkunde an der Universität Würzburg alljährlich vergibt. Die Experten begründeten ihre Wahl mit dem breiten therapeutischen Einsatzspektrum der Haferpflanze. Und das zu Recht.

Vielleicht leiden Sie auch unter einer der folgenden Erkrankungen. Dann könnte Hafer Sie bei der Behandlung effektiv unterstützen:

- Diabetes mellitus Typ 2 und Insulinresistenz
- Fettleber
- Fettstoffwechselstörung
- Bluthochdruck
- Übergewicht und Adipositas
- Magen-Darm-Beschwerden
- Unverträglichkeit von Weizen und Gluten

Der Nachweis gesundheitsfördernder Effekte von Nahrungsmitteln und deren Inhaltsstoffen ist nicht einfach zu bewerkstelligen. Wenn mithilfe von Studien aber ein solcher Nachweis gelingt, erhält ein Lebensmittel bzw. Inhaltsstoff die Kennzeichnung »gesundheitsfördernd«. Dieses Kennzeichen, das fortan etwa auf Produktverpackungen abgedruckt werden darf, bezeichnet man als Health Claim. Wenn also ein Lebensmittel mit einem Gesundheitsversprechen beworben wird, muss ein solcher Health Claim durch Studien nachgewiesen und von der entsprechenden Stelle genehmigt sein, ansonsten ist es auch nicht zulässig, mit Health Claims zu werben. Für Hafer-Beta-Glucan existieren gleich mehrere solcher Health Claims.

Diabetes und Insulinresistenz

Besonders eindrucksvoll sind die positiven Effekte von Hafer auf die Stoffwechsellage bei Diabetes-mellitus-Patientinnen und -Patienten. Dies gilt dabei nicht nur für ganze Hafertage (Seite 30), sondern auch alleine für den Verzehr einzelner Hafermahlzeiten. Wenn Sie unter Diabetes leiden, lohnt es sich also schon, hin und wieder etwas Hafer in Ihren Speiseplan zu integrieren, ganze Hafertage zeigen dann natürlich einen umso größeren Effekt.

Hafertage bei Diabetes

Hervorragend belegt sind die Auswirkungen von Hafertagen bei Menschen mit Diabetes. Beispielhaft seien die Ergebnisse einer Studie mit Typ-2-Diabetikerinnen und -Diabetikern genannt, die eine Basis-Bolus-Insulintherapie durchführten. Die Probanden nahmen dabei an 3 aufeinanderfolgenden Tagen täglich lediglich 3 warme Haferschleimmahlzeiten mit nur wenig Gemüse und Früchten zu sich. Die Gesamttagesmenge an Haferflocken betrug 225 g. Im Laufe der 3 Hafertage konnte die Insulindosis halbiert werden. Zugleich sank der mittlere Blutzuckerwert um mehr als ein Drittel. Abgeschwächt waren diese Effekte sogar noch einen Monat später nachweisbar.

Diese Ergebnisse decken sich mit meinen Praxiserfahrungen. Erstaunlich ist vor allem der regelmäßig zu beobachtende Langzeiteffekt, der sich nach Hafertagen einstellt und der sich am ehesten durch die Verbesserung der Insulinempfindlichkeit (Insulinsensitivität) erklären lässt. Anders ausgedrückt: Die Insulinresistenz, Hauptursache des Typ-2-Diabetes, wird durch Hafertage nachhaltig reduziert.

Hafer in der täglichen Ernährung

Es müssen nicht immer Hafertage sein. Auch ohne sie können Hafer und Haferprodukte bei Diabetes nachweislich helfen. Für die Wirkung von Hafer-Beta-Glucan auf den Blutzucker existiert der folgende Health Claim: »Der Verzehr von Beta-Glucanen aus Hafer [...] als Teil einer Mahlzeit trägt zur Reduktion des Blutzuckerspiegels nach dem Essen bei« (laut EU-Verordnung 432/2012). Dies kann beispielsweise mit dem Verzehr von Haferkleie-Flocken erreicht werden.

Hintergrund für diesen Health Claim ist eine Veröffentlichung mit der gemeinsamen Analyse von 34 Studien. Dabei wurde der Verzehr von Haferprodukten mit mindestens 4 g Beta-Glucan mit einer relevanten Senkung des Blutzuckerspiegels in Verbindung gebracht.

Diabetesprävention

Durch Hafer lässt sich Diabetes aber nicht nur therapieren, sondern auch verhindern. Beispielhaft sei eine Studie erwähnt, bei der der tägliche Verzehr von 2 Portionen Vollkorngetreide das Risiko, einen Typ-2-Diabetes zu entwickeln, halbieren konnte.

PCO-Syndrom

Hafertage und Haferprodukte können außerdem bei Frauen mit einem polyzystischen Ovarial-Syndrom (PCO-Syndrom) empfohlen werden. Dies ist eine häufig vorkommende Hormonstörung, die regelmäßig mit einer Insulinresistenz einhergeht. Es liegt nahe, dass sich Hafer und Hafertage auch bei diesen Formen der Insulinresistenz positiv auswirken.

Fettleber

Für den Verzehr von Hafer spricht auch die Besserung bei einer Fettleber. In Deutschland leidet etwa jeder dritte Erwachsene an einer solchen krankhaft verfetteten Leber. Im fortgeschrittenen Stadium kann es zur Entzündung und Vernarbung (Leberzirrhose) kommen. Wenn eine Leberverfettung jedoch frühzeitig erkannt und behandelt wird, ist eine Besserung bis hin zur Normalisierung möglich. Dabei kann Hafer helfen.

Bei der Entstehung einer Fettleber spielt ein hoher Konsum von einfachen Kohlenhydraten eine Rolle. Insbesondere der Einfachzucker Fructose (Seite 45) ist für eine vermehrte Fettproduktion in der Leber verantwortlich. Demgegenüber verringern Ballaststoffe die Fettproduktion in der Leber. Bei einer Fettleber wird daher empfohlen, mehr als 30 g Ballaststoffe täglich zu verzehren. Der ballaststoffreiche Hafer ist mit seinem löslichen Ballaststoff Beta-Glucan besonders geeignet. Und auch der im Hafer enthaltene vitaminähnliche Stoff Cholin wirkt sich positiv aus, da er dazu beiträgt, überschüssige Fette aus der Leber abzutransportieren.

Bei Menschen, die neben Typ-2-Diabetes auch eine Fettleber aufwiesen, konnte man in einer Studie einen hohen Eiweißgehalt in der Nahrung mit einer Verminderung der Fettleber und einer Verbesserung der Insulinempfindlichkeit in Verbindung bringen. Folglich wirkt sich hier auch der im Vergleich zu anderen Getreidearten hohe Gehalt an Eiweiß (13,5 g pro 100 g) im Hafer positiv aus.

Fettstoffwechselstörung

Der Cholesterinspiegel, genauer gesagt der LDL-Cholesterinspiegel, ist ein Teil des Fettstoffwechsels und zugleich ein wichtiger veränderbarer Risikofaktor für Schlaganfall und Herzinfarkt. Eine Senkung des LDL-Cholesterins kann Blutgefäße vor schädlichen Ablagerungen schützen und das Risiko für Herz-Kreislauf-Erkrankungen verringern.

Auch hier hat Hafer-Beta-Glucan nachweisbar gesundheitsfördernde Effekte. Der entsprechende Health Claim lautet: »Hafer-Beta-Glucan reduziert nachweislich den Cholesteringehalt im Blut.« Hierfür ist die Aufnahme von mindestens 3 g Hafer-Beta-Glucan pro Tag sowie von mindestens 1 g Hafer-Beta-Glucan pro Mahlzeit erforderlich (laut EU-Verordnung 1160/2011b). Dieses eine Gramm Beta-Glucan nehmen Sie z. B. mit einer Scheibe des Hafer-Basisbrotes (Seite 78) auf, 3 g stecken in einer gebackenen Paprika mit Haferfüllung (Seite 108). Studien zeigen, dass durch den regelmäßigen Verzehr von Haferprodukten eine Cholesterinsenkung um bis zu 15 Prozent nach nur 3–6 Wochen erreicht werden kann.

Hafer-Beta-Glucan senkt den Cholesterinspiegel, indem es Gallensäuren bindet, wodurch diese vermehrt ausgeschieden werden. Für die Bildung neuer Gallensäuren wird in der Folge Cholesterin benötigt, sodass der Cholesterinspiegel im Blut sinkt. Einen möglichst niedrigen Cholesterinspiegel sollten vor allem Menschen mit Engstellen an den großen Gefäßen (z. B. Herzkranzgefäßen) anstreben. Ebenfalls empfehlenswert ist in diesem Zusammenhang eine vermehrte Aufnahme von ungesättigten Fettsäuren (Seite 54), welche in größeren Mengen im Hafer vorkommen.

Sättigungsgefühl

Hafer und Haferprodukte sättigen lange und verhindern dadurch Heißhunger. Dafür werden mindestens 2 g Beta-Glucan in einer Mahlzeit empfohlen (z. B. über eine Portion der herzhaft gefüllten Pfannkuchen, Seite 106). In wissenschaftlichen Studien konnte gezeigt werden, dass mit steigenden Mengen an Beta-Glucan in der Nahrung (2–6 g) mehr Sättigungshormone ausgeschüttet werden. Für den guten Sättigungseffekt, den Haferprodukte bewirken, sind neben dem Ballaststoff Beta-Glucan auch der im Vergleich zu anderen Getreidearten hohe Gehalt an Gesamt-Ballaststoffen sowie Eiweiß verantwortlich.

Bluthochdruck

Tägliche Hafermahlzeiten mit mindestens 3 g Hafer-Beta-Glucan können helfen, den Blutdruck zu regulieren. Der sekundäre Pflanzenstoff Avenanthramid (Seite 16), der im Hafer enthalten ist, kann eine Verengung der Blutgefäße vermindern.

Eine ganze Reihe von Menschen mit Bluthochdruck sind außerdem empfindlich (sensitiv) für Kochsalz, das heißt, bei ihnen kann durch eine Begrenzung des täglichen Kochsalzkonsums der Blutdruck reguliert werden. Hafer enthält nur sehr geringe Mengen an Kochsalz (Natriumchlorid), hingegen sehr viel Kalium (397 mg pro 100 g). Dieses günstige Natrium-Kalium-Verhältnis wirkt sich positiv auf den Blutdruck aus. In einer Studie war der sechswöchige Verzehr von 5,5 g Beta-Glucan pro Tag mit einer nachweisbaren Senkung des Blutdrucks verbunden. Diese Menge nehmen Sie etwa durch eine Portion meiner eigens für dieses Buch entwickelten Haferpizza (Seite 107) zu sich.

Darmgesundheit

Die schützende Wirkung von Hafer auf den Magen-Darm-Trakt ist schon lange bekannt. Er stärkt die natürliche Darmflora des Menschen. Als Darmflora (Mikrobiom) werden die Milliarden von Mikroorganismen und Bakterien bezeichnet, die die menschliche Darmwand besiedeln. Das Mikrobiom ist in den letzten Jahren in den Fokus der Forscher gerückt. Es hat enormen Einfluss auf die Gesundheit, wie auf die Darmgesundheit, das Herz-Kreislauf-System, das Immunsystem, die Psyche sowie die Entstehung von Diabetes und Übergewicht.

Hafer und seine Milliarden Freunde im Darm

Entscheidend ist das Gleichgewicht von schützenden und krank machenden Bakterien im Darm. Symptome wie Verstopfung, Durchfall oder Bauchschmerzen können Anzeichen sein, dass es aus der Balance geraten ist. Dem Gleichgewicht schaden beispielsweise Antibiotika sowie große und regelmäßige Mengen von Alkohol. Das Gleichgewicht im Darm können wir durch unsere Ernährung aber auch positiv beeinflussen.

Täglich 30 Gramm Ballaststoffe

Empfehlenswert sind beispielsweise ballaststoffreiche Lebensmittel (auch Präbiotika genannt). Die DGE empfiehlt die tägliche Zufuhr von 30 g Ballaststoffen, insbesondere über den Verzehr pflanzlicher Lebensmittel wie Gemüse, Obst, Hülsenfrüchte, Saaten und Getreide. So stecken in einer Portion Bircher-Müsli (Seite 101) bereits 13 g Ballaststoffe.

Ballaststoffe dienen den Bakterien im Dickdarm als Nahrungsquelle. In der

Präbiotika und Probiotika

Ballaststoffreiche Lebensmittel wie z. B. Haferprodukte können als Präbiotika bezeichnet werden. Dass diese die Darmgesundheit unterstützen, haben wir bereits gesehen. In Abgrenzung dazu gibt es aber auch probiotische Lebensmittel, zu welchen Joghurt, Quark und Kefir, aber auch Sauerkraut zählen. In ihnen sind lebensfähige Mikroorganismen enthalten wie z. B. Milchsäurebakterien und Hefen. Sie erschweren es gesundheitsschädlichen Bakterien, sich im Darm anzusiedeln, und helfen bei der Bildung von Fettsäuren, welche wiederum als Energielieferanten der Darmzellen dienen und somit die Darmbarriere stärken.

Folge entstehen kurzkettige Fettsäuren, die gut für die Darmgesundheit sind. Ballaststoffe verkürzen die Verweildauer im Darm und helfen bei Verstopfung. Dies ist besonders wichtig bei verschiedenen Darmerkrankungen wie z. B. bei Divertikulose.

Täglich drei Gramm Hafer-Beta-Glucan

Zur Förderung der Darmgesundheit wird der Verzehr von mindestens 3 g Hafer-Beta-Glucan täglich empfohlen. Das entspricht 7 EL Haferflocken. Hafer-Beta-Glucan senkt den pH-Wert im Dickdarm. Gesunde Bakterien vermehren sich bei einem niedrigen pH-Wert besser, also einer sauren Umgebung. Außerdem bildet der Ballaststoff Hafer-Beta-Glucan einen schützenden zähflüssigen Schleim auf der Darmschleimhaut.

Einfluss auf die Entstehung von Diabetes?

Vermutlich gibt es auch einen Zusammenhang zwischen dem Mikrobiom und der Entstehung von sowohl Typ-2- als auch Typ-1-Diabetes. Fest steht, dass das Mikrobiom wichtig für unser körpereigenes Immunsystem ist und ein intaktes Mikrobiom den Angriff von Abwehrzellen auf körpereigene Zellen hemmt. Auf diese Weise kann es Einfluss auf Allergien und Autoimmunerkrankungen (wie z. B. Typ-1-Diabetes) nehmen, welche in Europa in den letzten Jahrzehnten deutlich zugenommen haben.

Möglicherweise entfaltet Hafer seine positiven Effekte auch aufgrund seines hohen Gehaltes an Kieselsäure. Diese stärkt die Barrierefunktion der Darmwand und könnte so auf die Entstehung von Diabetes mellitus Typ 2 und Typ 1 positiv Einfluss nehmen.

Unverträglichkeit gegenüber Gluten und Weizen

Die Bedeutung von Gluten hat in unserer Wahrnehmung zuletzt deutlich zugenommen. Dies mag auch daran liegen, dass in Supermärkten das Angebot an glutenfreien Produkten ständig größer wird. Dabei ist Hafer hervorragend geeignet für Menschen, die Gluten nicht gut vertragen.

Das Klebereiweiß Gluten kommt in vielen verschiedenen Getreidearten vor wie Weizen, Roggen, Dinkel und Gerste. Bei einer Glutenunverträglichkeit ist zu unterscheiden zwischen der Zöliakie und der Glutensensitivität. Bei einer Glutensensitivität treten nach dem Verzehr von Gluten Magen-Darm-Beschwerden auf. Zwar sollte die Glutenaufnahme beschränkt werden, die Verträglichkeit kann aber individuell ausgetestet werden. Bei der Zöliakie muss hingegen Gluten vollkommen gemieden werden.

Zöliakie

Aus medizinischer Sicht ist die Zöliakie, auch bekannt als Glutensensitive Enteropathie oder Einheimische Sprue, zweifelsohne die bedeutsamste Form der Getreideunverträglichkeit. Sie ist eine Autoimmunerkrankung, bei der das Immunsystem den Dünndarm angreift und sich die Darmschleimhaut entzünden kann.

Etwa einer von 100 Menschen ist in Deutschland von einer Zöliakie betroffen, wobei die weit überwiegende Mehrheit keine oder nur leichte Symptome hat und daher noch nicht von der Erkrankung weiß. Typ-1-Diabetikerinnen und -Diabetiker sind häufiger betroffen (5–8 Prozent), wobei die Zöliakie oft erst lange nach dem Diabetes diagnostiziert wird.

Die Zöliakie kann sehr unterschiedlich verlaufen. Manche Betroffene entwickeln keine Symptome, andere leiden an Blähungen, Durchfällen, Fettstühlen und Bauchschmerzen, wieder andere entwickeln Übelkeit, Appetitlosigkeit oder Muskelschwäche. Bei Kindern kann Zöliakie auch zu Entwicklungsstörungen führen. Durch die Zurückbildung der Darmzotten der Darmschleimhaut kommt es auch zu einer verminderten Nährstoffaufnahme, was zu Mangelerscheinungen führen kann. Zöliakiepatientinnen und -patienten müssen strikt auf Gluten verzichten. Unentdeckt und ohne Glutenverzicht können sich bei einer Zöliakie sonst Folgeerkrankungen entwickeln.

Sollten Sie unter einer Gluten- und Weizenunverträglichkeit einschließlich der Zöliakie leiden, können Sie den als »glutenfrei« ausgelobte Hafer in Ihre Ernährung einbeziehen. Letztlich sollte die Verträglichkeit von Hafer aber individuell getestet werden, indem zunächst mit kleinen Mengen begonnen wird. Sie sollten zuvor beschwerdefrei sein und die verzehrte Hafermenge sollte langsam gesteigert werden. Halten Sie bei Unsicherheit oder auftretenden, länger anhaltenden Beschwerden Rücksprache mit Ihrer Ärztin oder Ihrem Arzt.

Weizenallergie

Bei einer Weizenallergie lösen andere Eiweißbestandteile, wie Albumin und Globulin, die Beschwerden aus. Ein Beispiel für eine verbreitete Weizenallergie ist auch das Bäckerasthma. Die Betroffenen reagieren beim Einatmen von Weizenmehl auf die Allergene, das Essen von Weizenprodukten ist aber häufig problemlos möglich. Symptome sind Niesreiz, Atembeschwerden und Hautausschlag, aber auch Erbrechen und Durchfall, ähnlich wie bei einer Zöliakie. Der Unterschied ist, dass hier nur Produkte aus Weizen und verwandten Getreidesorten, wie z. B. Dinkel, Einkorn oder Emmer, problematisch sind. Andere Getreidesorten wie Roggen oder Hafer können in der Regel gut vertragen werden.

Bei Kindern gehört Weizen zu den 5 häufigsten Allergenen. Wie viele Menschen von einer Weizenallergie betroffen sind, ist aktuell nicht eindeutig belegt. Es ist zu beobachten, dass Weizenallergien in Nordeuropa häufiger auftreten als in Südeuropa. Dies ist sehr wahrscheinlich auf die unterschiedliche Ernährungsweise zurückzuführen.

Zur Historie von Hafer

In Europa fand Hafer als Nahrungsmittel, aber auch als Heilpflanze schon früh Verwendung. Die positiven Effekte bei Diabetes beschrieb erstmals der Diabetologe Carl von Noorden.

Hafer war in Mitteleuropa bereits im Jahr 5000 v. Chr. bekannt. Schon die Germanen mochten Hafer, weshalb die Römer sie angeblich »Haferfresser« nannten. Hafer, auch als Saat-Hafer (lat. Avena sativa) bezeichnet, wächst selbst bei ungünstigen Witterungsbedingungen (z. B. bei Nässe oder Trockenheit) sowie auf nährstoffarmen Böden und liefert dabei stabile Erträge. Seine grünen und saftigen Blätter sind auch als Grünfutter geeignet. Hafer wurde bis ins Mittelalter hinein fast ausschließlich nördlich des Mains angebaut. Bei den am häufigsten angebauten Getreidearten belegte Hafer bis zum 2. Weltkrieg einen der vorderen Plätze in Deutschland und weltweit.

Gesundheitsfördernde Effekte von Hafer wurden schon sehr früh in der Medizingeschichte beschrieben. In »De materia medica«, der ältesten erhaltenen europäischen Arzneimittellehre aus dem 1. Jahrhundert n. Chr., wird Hafer als Mittel bei Erkältungs- und Darmbeschwerden empfohlen. Der griechische Arzt Pedanios Dioskurides berichtet darin, dass Hafer gut bei Durchfällen und Erkältungen hilft.

Die bekannte Theologin Hildegard von Bingen beschrieb im Mittelalter die positiven Effekte von Hafermahlzeiten für Gesunde und Kranke. Hafer sorge für einen frohen Sinn, einen hellen und klaren Verstand sowie eine gute Farbe und gesundes Fleisch, schreibt sie.

In seinem im 15. Jahrhundert erschienenen Kräuterbuch empfiehlt Johann Wonnecke von Kaub Hafer für einen regelmäßigen Stuhlgang. Der bekannte Gelehrte Paracelsus rühmt wenig später den Hafer als ausgezeichnetes Nahrungsmittel. Der französische Arzt Étienne-François Geoffroy schreibt im 18. Jahrhundert, dass die Hafersuppe – im Vergleich zur Fleischsuppe – das Blut weniger säuert. Dies hat dann mehr als 100 Jahre später von Noorden bei der Entdeckung der Hafertage festgestellt.

In der »Drogenkunde« von Ziegler und Petzold wird Anfang des 20. Jahrhunderts auf die Wirksamkeit von Hafer als Nahrungsmittel bei Durchfällen hingewiesen. Einer der bekanntesten Vertreter der Naturheilkunde, Sebastian Kneipp, zog eine gesunde Ernährung der Gabe von Arzneimitteln vor. In seinem »Das grosse Kneippbuch« empfiehlt er unter anderem Haferschleim bei Magenleiden.

Einschneidend war Anfang des 20. Jahrhunderts die Einführung der Hafertage zur Behandlung der Zuckerkrankheit. Bevor Medikamente und Insulin zur Verfügung standen, bestand die Diabetestherapie fast ausschließlich aus einer Beschränkung der Kohlenhydratzufuhr. Die damals empfohlene Fleisch-Fett-Kost hatte jedoch gesundheitliche Nachteile, wie die Gefahr einer Übersäuerung des Blutes.

Der deutsche Diabetologe Carl von Noorden machte eine eher zufällige Beobachtung, die bis dahin nicht für möglich gehalten worden war. Aufgrund von Magen-Darm-Beschwerden hatten zwei seiner Patienten mit Diabetes tagelang keine Nahrung zu sich genommen, bevor von Noorden zur Besserung der Beschwerden Hafersuppen verordnete. Zu seiner Überraschung blieb aber der erwartete Anstieg der Zuckerausscheidung im Urin aus. Im Gegenteil, die Ausscheidung von Zucker und vor allem die von Ketonkörpern gingen zurück. Von Noorden stellte diese Ergebnisse erstmals im Jahre 1902 auf der Karlsbader Naturforschertagung und ein Jahr später in seinem Buch »Die Zuckerkrankheit und ihre Behandlung« vor.

Nach seiner Entdeckung 1921 wurde Insulin in die Therapie des Diabetes eingeführt. Hafertage verloren in der Folge deutlich an Bedeutung, spielten aber noch bis zur Mitte des 20. Jahrhunderts eine wichtige Rolle bei der Behandlung von »schwerem Diabetes mit Neigung zur Übersäuerung des Blutes«, wie es früher genannt wurde.

In der 2. Hälfte des 20. Jahrhunderts wurde die Wirksamkeit von Hafer skeptisch betrachtet. In dieser Zeit geriet er fast in Vergessenheit. Erst in den vergangenen 25 Jahren erlebte er zur Behandlung bei Diabetes eine Renaissance, da immer mehr Erkenntnisse über die Wirkung und Wirkmechanismen von Hafer in Bezug auf den Glucosestoffwechsel bekannt geworden sind. Im Jahr 1997 erhielten Haferprodukte in den USA erstmals einen Health Claim. Seitdem dürfen bestimmte Haferprodukte mit einer Gesundheitsaussage beworben werden.

Die Hafertage

Was sind Hafertage, wie sind sie durchzuführen und was müssen Sie bei der strengen und der weniger strengen Variante beachten? Das erfahren Sie in diesem Kapitel.

Strenge Hafertage

Die Hafertage wurden erstmals im Jahr 1902 vom deutschen Diabetologen Carl von Noorden beschrieben und bis zum Jahr 1923 mehrfach verändert.

In ihrer Originalform enthielt die Haferkur pro Tag 250 g Hafer, 300 g Butter und 100 g Eiweiß. Beim Kochen wurden Butter und Eiweiß eingerührt, wobei kein tierisches Eiweiß und keine Kohlenhydrate, mit Ausnahme von Hafer, erlaubt waren. Die Suppe sollte über den Tag verteilt gegessen werden. Von Noorden hat die Hafertage stetig weiterentwickelt und die Mengen an Hafer und Fett reduziert. Im Jahre 1917 verringerte er die Menge des Hafers auf 150–180 g pro Tag; in einigen Fällen empfahl er eine einschleichende Gabe von nur 50 g Hafer am Tag. Auch mit der Kombination aus Hafer- und Gemüsetagen machte er gute Erfahrungen. In der nachfolgenden Übersicht (Seite 32) finden Sie die strengen Hafertage, wie sie von Noorden zuletzt empfohlen hat.

Gemäßigte Hafertage

Zur Durchbrechung einer Insulinresistenz sind strenge Hafertage sehr geeignet. Allerdings sind sie geschmacklich fad. Um sie abwechslungsreicher zu gestalten, wurden sie im Laufe der Zeit modifiziert. Die im Folgenden (Seite 33) beschriebene Variante ist verbreitet.

Zur Variation sind viele Obst- und/oder Gemüsesorten geeignet. Bei der Zugabe von Gemüse sollte auf zu kohlenhydratreiche Sorten verzichtet werden. Bei einigen (z. B. Lauch) empfiehlt es sich, das

Gemüse einfach zum Garen mit in den Topf zu geben. Obst mit geringem Zuckergehalt – insbesondere Beeren – kann in kleinen Mengen hinzugefügt werden.

Eine geschmackliche Aufwertung erhält eine Hafermahlzeit durch Nüsse. Es sind vor allem Walnüsse, Macadamianüsse und Mandeln zu empfehlen. Um den Fett- und Energiegehalt zu begrenzen, sollten Sie maximal 20 g Nüsse am Tag essen.

Individuelle Hafertage

Sowohl strenge als auch gemäßigte Hafertage sind schwer einzuhalten. Ich empfehle Ihnen daher, Ihre eigenen wirksamen und schmackhaften Hafertage zu entwickeln. Anregungen finden Sie im folgenden Kapitel (Seite 34).

Was ist zu beachten?

Grundsätzlich kann fast jeder Hafertage durchführen. Eine akute Erkrankung sollte ausgeschlossen und die körperliche Verfassung gut sein.

Bei Insulintherapie

Hier ist die Gefahr von Unterzuckerungen zu beachten. Dies gilt auch für die Einnahme von Glimepirid. Ihre ersten Hafertage sollten ärztlich begleitet werden. Bei erstmaliger Anwendung empfiehlt es sich, die Insulinmenge zu halbieren. Erstaunlicherweise hält die Senkung der Zuckerwerte auch an den Folgetagen und -wochen an. Daher sollten Sie die Hafertage regelmäßig (z. B. alle 4 Wochen) wiederholen.

Wenn die Hafertage regelmäßig erfolgen, kann die notwendige Insulinmenge dauerhaft auf etwa drei Viertel der sonst üblichen Menge gesenkt werden. Der Blutzucker sollte engmaschig kontrolliert und die Insulindosis ggf. angepasst werden. Der Effekt ist von Mensch zu Mensch sehr unterschiedlich. Bei manchen bessern sich die Zuckerwerte kaum. An einem typischen gemäßigten Hafertag liegt die Gesamtkalorienmenge bei 1000 kcal. Beachten Sie, dass die Einnahme von Metformin bei einer täglichen Kalorienmenge von unter 1000 kcal pausiert werden sollte.

DER **STRENGE** HAFERTAG

(nach Carl von Noorden)

Beim strengen Hafertag nehmen Sie außer Hafer in Form der unten beschriebenen Hafermahlzeit nicht viel zu sich.

DURCHFÜHRUNG

- 3 Mahlzeiten mit jeweils 75 g Haferflocken
- Jede Mahlzeit wird mit 500 ml heißem Wasser oder Brühe zubereitet.
- Lediglich die Zugabe von Kräutern oder Gewürzen ist gestattet.
- Führen Sie 2–4 Hafertage hintereinander durch.

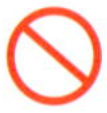

- keine Zugabe von Salz, Zucker oder anderen Süßungsmitteln
- kein zusätzliches Eiweiß und kein Fett

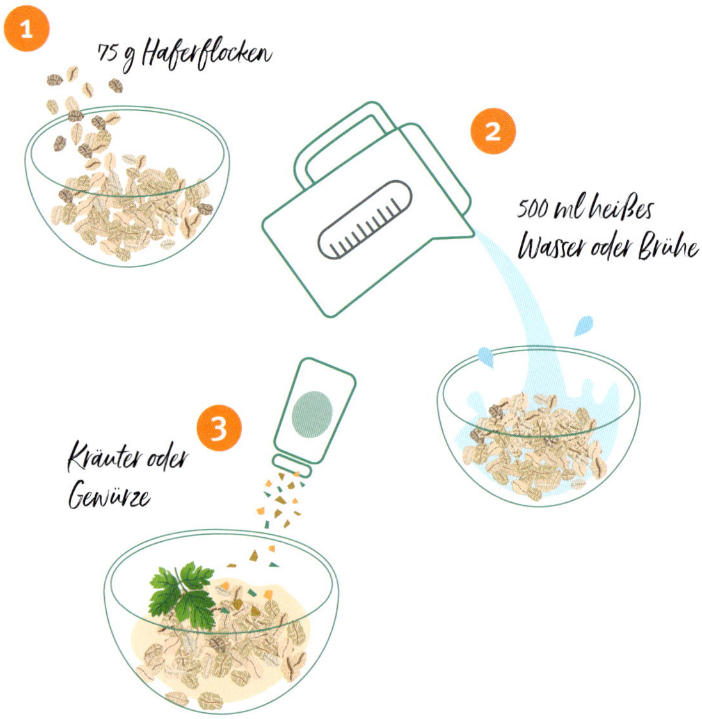

AUFPEPPEN

Die strengen Hafertage erlauben zur geschmacklichen Aufwertung nur wenige Zutaten. Möglich sind frische Kräuter (z. B. Petersilie, Basilikum) und Gewürze (z. B. Chili, Zimt, Vanille, Kardamom, Tonkabohne, Kurkuma). Gewürzmischungen, die Zucker enthalten, sind nicht zulässig. Sie können auch zwischen kernigen und zarten Haferflocken sowie Haferkleie-Produkten variieren, um für etwas Abwechslung zu sorgen.

WAS BEACHTEN?

Genießen Sie die Haferspeisen am besten warm. Der Abstand zwischen den Mahlzeiten sollte mind. 4 Std. betragen. Zwischenmahlzeiten sind nicht zulässig. Achten Sie auch auf reichliches Trinken im Tagesverlauf (mind. 2 l Wasser oder ungesüßten Tee), außer bei Ihnen ist aufgrund einer Herz- oder Nierenschwäche die Trinkmenge beschränkt.

DER **GEMÄSSIGTE** HAFERTAG

Der gemäßigte Hafertag bietet mehr Abwechslung als der strenge und ist dabei fast genauso effektiv.

DURCHFÜHRUNG

- 3 Mahlzeiten mit jeweils 60–80 g Haferflocken
- Jede Mahlzeit wird mit 300–500 ml heißem Wasser oder Brühe zubereitet.
- Die Zugabe von wenig Süßstoff, Zitronensaft und/oder Kräutern ist gestattet.
- Die Hafermahlzeiten werden entweder mit Gemüse (max. 50 g), Beeren (max. 50 g) oder Nüssen (max. 20 g) abgerundet.
- Führen Sie 2 oder 3 Hafertage hintereinander durch.

- keine anderen Kohlenhydrate, Fette und Eiweiße; kein Alkohol

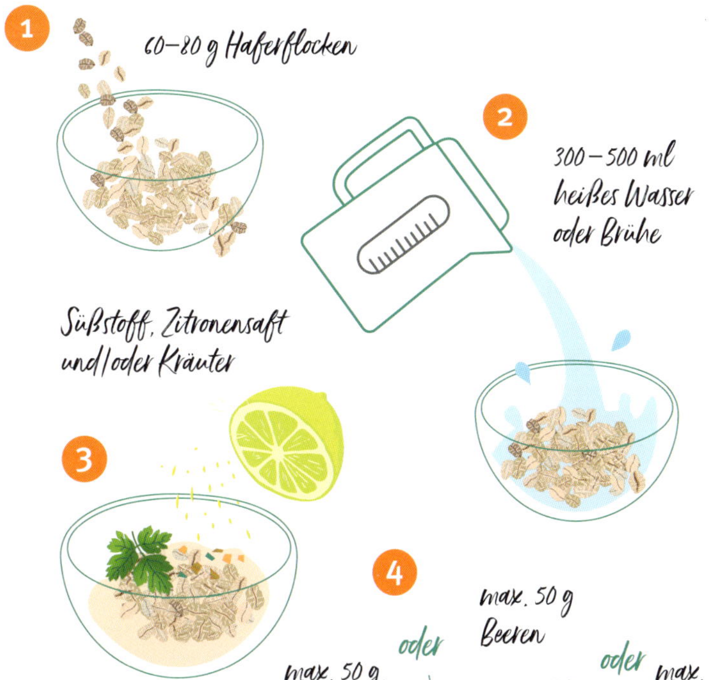

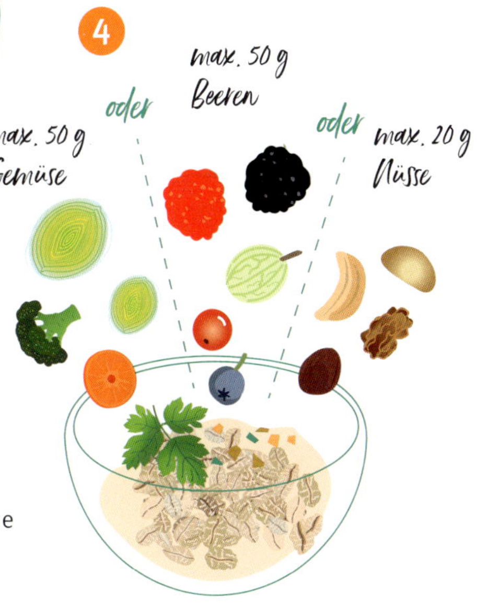

AUFPEPPEN

Für die Gemüsebrühe kann auch Instantbrühe verwendet werden oder Sie würzen sie mit etwas Salz.

WAS BEACHTEN?

Genießen Sie die Mahlzeiten warm oder nach Belieben auch kalt, dazwischen sollten mind. 4 Std. liegen. Nehmen Sie keine Zwischenmahlzeiten zu sich. Achten Sie ferner auf eine ausreichende Flüssigkeitszufuhr.

GUT ZU WISSEN An einem einzigen strengen oder gemäßigten Hafertag werden 10 g Beta-Glucan und mehr als 20 g Ballaststoffe aufgenommen. Körperliche Aktivität während der Hafertage kann die positive Wirkung verstärken. Achten Sie dabei auf Ihr Befinden und übertreiben Sie es nicht!

Die individuelle Haferkur

Gestalten Sie Ihre individuelle Haferkur mithilfe von 5 einfachen Strategien. Dadurch fällt es Ihnen leichter, Hafertage und Haferprodukte in Ihren Alltag zu integrieren.

Hafertage haben enorm positive Effekte auf den Stoffwechsel. Folglich empfehlen in Deutschland zahlreiche Diabetologinnen und Diabetologen sowie Diabetesberaterinnen und -berater ihren Patientinnen und Patienten mit Typ-2-Diabetes Hafertage. Woran liegt es, dass dennoch nicht mehr Menschen mit Diabetes Hafertage durchführen?

Ein wesentlicher Grund dürfte sein, dass es nicht einfach ist, zwei Hafertage hintereinander durchzuhalten. Das liegt nicht zuletzt daran, dass diese – strenge wie gemäßigte – geschmacklich gewöhnungsbedürftig und wenig abwechslungsreich sind. Daher empfehle ich Ihnen, entsprechend Ihrer persönlichen Vorlieben, Variationen vorzunehmen. Statt allgemeine Empfehlungen eins zu eins umzusetzen, möchte ich Sie ermuntern, Ihre individuellen Hafertage zu entwickeln und diese regelmäßig zu wiederholen. Die positiven Wirkungen von Hafertagen werden durch geringfügige Anpassungen allenfalls geschwächt und keineswegs aufgehoben.

Diverse Varianten der Hafertage sind bei meinen Patientinnen und Patienten beliebt. Vorlieben, Verträglichkeiten und Wirkungen in Bezug auf Hafertage und Hafer allgemein sollten individuell ausgetestet werden, damit Haferprodukte ein fester Bestandteil Ihrer täglichen Ernährung werden. Kombinieren Sie dabei die im Verlauf beschriebenen 5 Strategien, um von den gesundheitlichen Vorteilen des Hafers optimal und dauerhaft profitieren zu können. Die individuelle Haferkur ist somit die Kombination dieser Strategien zur Optimierung der Wirkung von Hafertagen und Haferprodukten.

hat z. B. ein Hafertag, der jede Woche wiederholt wird. Dieser wird auch Entlastungstag genannt. Dauer, Häufigkeit und Frequenz der Hafertage kann individuell ausgetestet werden.

2. Brückentage

Die Tage vor und nach den Hafertagen bezeichne ich als Brückentage, an denen Sie bestimmte Dinge beachten sollten.

Nicht jeder verträgt Hafertage auf Anhieb gut. Manche entwickeln ein flaues Gefühl im Magen. Solche Beschwerden treten meist in Zusammenhang mit sehr schnellen Änderungen der Mahlzeitenzusammensetzung auf. In den Tagen unmittelbar vor den Hafertagen sollte daher auf zu viel Zucker und Fett verzichtet werden. Gut ist, wenn der Körper sich an größere Mengen Hafer langsam gewöhnen kann. So sollten Sie mindestens 2 Tage vor den Hafertagen bereits vermehrt Ballaststoffe und Haferspeisen essen und viel Wasser trinken.

Auch unmittelbar nach den Hafertagen empfiehlt es sich, für mindestens 1 oder 2 Tage auf zucker- oder fettreiches Essen zu verzichten. Stattdessen sollten Sie viel Gemüse essen. Bereits zu Zeiten von Carl von Noorden wurden gelegentliche Gemüsetage als Ernährungstherapie bei Diabetes empfohlen. Es versteht sich von selbst, dass eine gesunde vollwertige Ernährung mit viel Gemüse nicht nur an

Die 5 Strategien der individuellen Haferkur:

1. Testen Sie Häufigkeit und Rhythmus Ihrer individuellen Hafertage aus.
2. Achten Sie an Brückentagen besonders auf Ihre Ernährung.
3. Variieren Sie Ihre individuellen Hafertage geschmacklich.
4. Planen Sie langfristig mindestens eine Hafermahlzeit am Tag ein.
5. Tauschen Sie Zutaten aus Ihrem gewohnten Repertoire gegen Hafer aus.

1. Häufigkeit und Rhythmus

Hafertage sollten an 2 oder 3 aufeinanderfolgenden Tagen im Monat wiederholt werden. Möchten Sie nicht mehr als einen Hafertag am Stück machen, verteilen Sie die Hafertage auf den Monat. Einen sehr guten Effekt auf die Stoffwechsellage

den Brückentagen, sondern idealerweise dauerhaft beibehalten werden sollte.

3. Hafertage variieren

Hafertage stellen geschmacklich nicht jeden zufrieden. Ich empfehle daher, die Regeln für die Hafertage individuell an die eigenen Vorlieben anzupassen. Jeder sollte sich bewusst für die eine oder die andere Variation entscheiden. Wenn sich dann herausstellt, dass diese gut durchführbar und gut für den Stoffwechsel ist, sollten solche individuellen Hafertage konsequent umgesetzt werden.

Wenn Ihnen die Hafermahlzeiten zu fad schmecken, versuchen Sie zunächst, statt Wasser Gemüsebrühe als Basis zu verwenden oder mit Kräutern nachzuwürzen. Selbstverständlich ist auch an Hafertagen eine Prise Salz erlaubt.

Manche meiner Patientinnen und Patienten vermissen zu den Haferflocken auch die Milch. Ihnen empfehle ich, bei einer Hafermahlzeit eine kleine Portion Haferdrink einzubauen. Alternativ ist auch ungesüßter Mandeldrink oder eine andere Pflanzenmilch (Seite 58) möglich.

4. Hafermahlzeit einplanen

Hafer ist gesund und sollte fester Bestandteil der Ernährung sein, am besten in Form von mind. einer Hafermahlzeit pro Tag. Als Grundlage eignen sich Haferflocken oder-kleie. Mit Wasser oder Milch angerührt, sind sie Basis eines guten Frühstücks (Guten-Morgen-Hafer, Seite 92), gekocht können sie als Haferschleim (Porridge) gegessen werden. Die Zutaten zahlreicher Speisen und Rezepte können außerdem durch Hafer und Haferprodukte ersetzt werden. Nicht nur Hafertage sind zielführend, auch die regelmäßige Aufnahme von viel Beta-Glucan über Haferprodukte hat einen günstigen Effekt auf den Stoffwechsel.

5. Zutaten gegen Hafer austauschen

Bei den Haferbrotrezepten (ab Seite 76), beim Guten-Morgen-Hafer (Seite 92) und bei den Overnight Oats (ab Seite 96) sind Haferflocken Hauptbestandteil. Haferflocken oder -mehl können aber auch in anderen Speisen verarbeitet werden. Bei vielen Klassikern wie Pizza oder Pfannkuchen wird Weizenmehl verwendet. Durch den Austausch gegen Hafermehl werden sie nicht nur gesünder, sondern erhalten eine besondere Note. Haferflocken können außerdem viele Rezepte veredeln. Die Rezeptsammlung (ab Seite 71) gibt einen Vorgeschmack, wie Haferflocken zum Einsatz kommen können. Lassen Sie Ihrer Fantasie freien Lauf und probieren Sie, in Ihren Lieblingsspeisen Zutaten durch Haferflocken zu ersetzen. Die Möglichkeiten sind unerschöpflich.

DER INDIVIDUELLE HAFERTAG

Gestalten Sie nach dieser Anleitung Ihren persönlichen individuellen Hafertag, der sich ganz nach Ihren Bedürfnissen und Vorlieben richtet.

DURCHFÜHRUNG

- 3 Mahlzeiten mit jeweils 60–80 g Haferflocken
- Jede Mahlzeit wird mit 300–500 ml heißer Brühe oder heißem / kaltem Wasser zubereitet.
- Die Zugabe von wenig Erythrit (max. 1 EL), Zitronensaft und/oder Kräutern ist gestattet.
- Die Hafermahlzeit kann mit Gemüse (max. 100 g), Beeren (max. 50 g), Nüssen (max. 20 g), Zartbitterschokolade (mind. 70% Kakaogehalt; max. 5 g) und/oder Haferdrink (max. 100 ml) abgerundet werden.
- Die Kombination von 2–3 Zutaten ist möglich, z. B. Zartbitterschokolade, Nüsse und Haferdrink.

- keine anderen Kohlenhydrate, Fette und Eiweiße; kein Alkohol

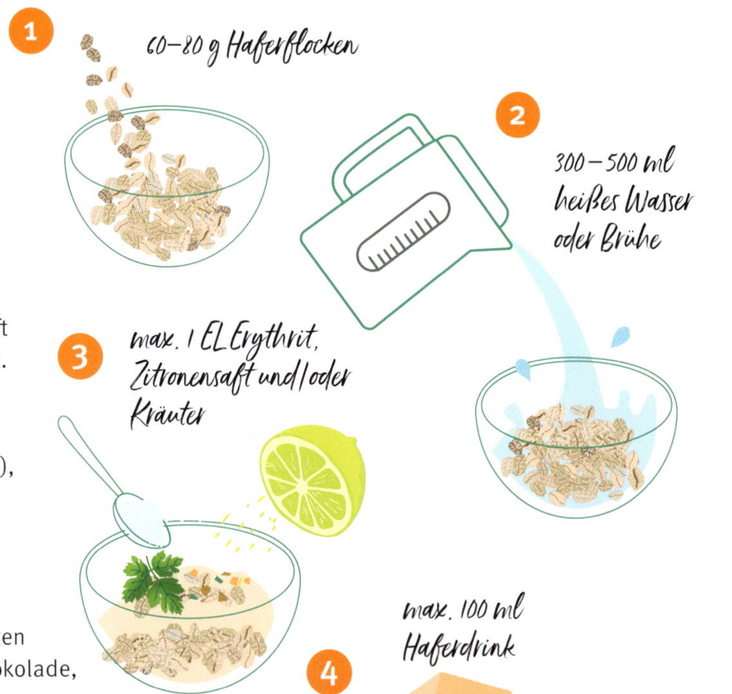

1
60–80 g Haferflocken
2
300–500 ml heißes Wasser oder Brühe
3
max. 1 EL Erythrit, Zitronensaft und/oder Kräuter

AUFPEPPEN

Für die Gemüsebrühe kann auch Instantbrühe verwendet werden oder Sie würzen sie mit etwas Salz.

WAS BEACHTEN?

Genießen Sie die Mahlzeiten warm oder nach Belieben auch kalt, dazwischen sollten mind. 4 Std. liegen. Nehmen Sie keine Zwischenmahlzeiten zu sich. Achten Sie ferner auf eine ausreichende Flüssigkeitszufuhr.

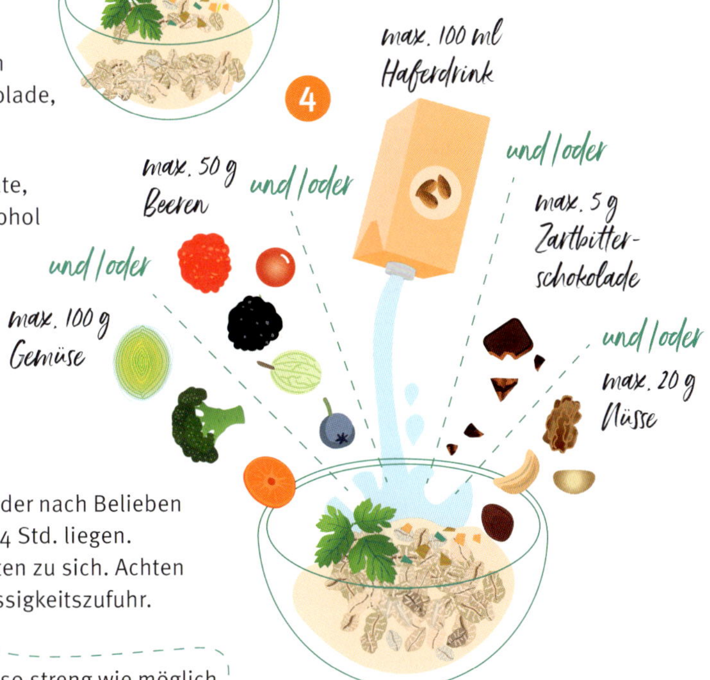

4
max. 100 ml Haferdrink
und/oder
max. 5 g Zartbitter-schokolade
und/oder
max. 20 g Nüsse
max. 50 g Beeren
und/oder
und/oder
max. 100 g Gemüse

HINWEIS Hafertage sollten so streng wie möglich und so schmackhaft wie nötig sein!

WOCHENPLAN
INDIVIDUELLE HAFERKUR

Dies ist ein Beispiel dafür, wie Ihre Ernährung in der Woche im Monat aussehen könnte, in der Sie die Hafertage praktizieren. Die restlichen 3 Wochen des Monats ernähren Sie sich ganz normal, aber gesund, etwa wie hier an Tag 7 beschrieben.

	TAG 1 **BRÜCKENTAG** ballaststoffreich	TAG 2 **BRÜCKENTAG** ballaststoffreich	TAG 3 **HAFERTAG**	TAG 4 **HAFERTAG**
FRÜHSTÜCK	Vollkornbrot mit Belag nach Wahl und Obst/Gemüsesticks	Guten-Morgen-Hafer (Seite 92)	Haferspeise bei gemäßigten Hafertagen mit Beeren (Seite 72)	Haferspeise bei individuellen Hafertagen mit süßer Möhre (Seite 73)
MITTAGESSEN	Kartoffeln mit Lachs und Spinat	Gemüsepfanne mit Vollkornreis	Haferspeise bei gemäßigten Hafertagen mit Möhre (Seite 72)	Haferspeise bei gemäßigten Hafertagen mit Lauch (Seite 72)
ABENDESSEN	Pfannenbrot aus Haferflocken (Seite 84) mit einem bunten Rohkostsalat	Kerniges Haferbrot (Seite 84) mit Schnittkäse	Haferspeise bei individuellen Hafertagen mit Apfel und Zimt (Seite 73)	Haferspeise bei individuellen Hafertagen mit Kakao (Seite 73)

WICHTIG Speisen generell fett- und zuckerarm zubereiten und viel trinken!

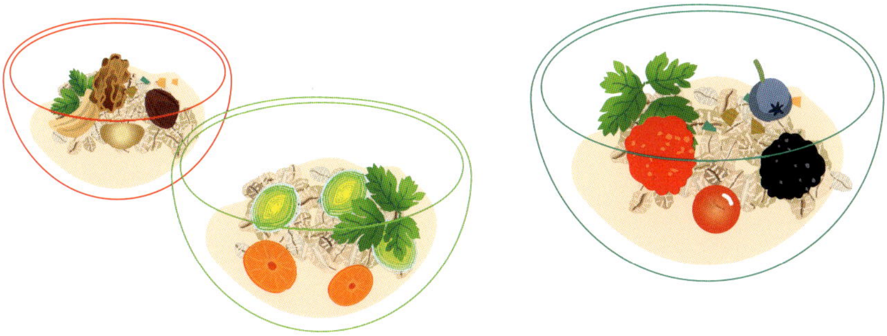

TAG 5	TAG 6	TAG 7
BRÜCKENTAG ballaststoffreich	**BRÜCKENTAG** ballaststoffreich	**ALLTAG** Hafer in die Ernährung integrieren
Bananen-Pancakes (Seite 101)	Heidelbeer-Porridge (Seite 98)	Banane-Apfel-Overnight-Oats (Seite 97)
Gemüse-Quiche (Seite 111)	Gebackene Paprika mit Haferfüllung (Seite 108)	Spaghetti mit (vegetarischer) Bolognese-Sauce
Hafer-Basisbrot (Seite 78) mit Belag nach Wahl	Linsensalat, dazu krosse Foccacia-Brötchen (Seite 85)	Vollkornbrot mit Frischkäse, frischem Gemüse, Kräutern

Meine Haferrezepte – gesund und lecker

Hafer ist zwar gesund, doch ebenso wichtig sind die weiteren Zutaten sowie die Zubereitung der verschiedenen Mahlzeiten. Sehen wir uns diese daher genauer an.

In diesem Buch dreht sich alles um Haferprodukte und Haferrezepte. Selbstverständlich ist es aber nicht alleine damit getan, in Mahlzeiten Hafer auszutauschen oder Hafer zu ergänzen. Auch alle anderen Zutaten sollten gesund und lecker sein. Ebenso wichtig ist die richtige Zubereitung der Mahlzeiten.

Selbst schonend zubereiten

Der Fett- und Wassergehalt sowie die Temperatur bei der Zubereitung können die gesundheitsfördernden Eigenschaften von Lebensmitteln maßgeblich beeinflussen. Zu hohe Temperaturen zerstören wichtige Inhaltsstoffe wie Vitamine und sekundäre Pflanzenstoffe. Gemüse wird schonend zubereitet, indem es mit wenig Wasser so lange gedämpft wird, bis es gerade bissfest ist. Durch eine schonende Garmethode bleiben einige wasserlösliche Vitamine im Gemüse erhalten.

Backen und frittieren

Viele der Rezepte in diesem Buch können unter Verwendung einer Heißluftfritteuse umgesetzt werden. Darin werden die Lebensmittel nicht in Fett frittiert, sondern mit heißer Luft gegart, vergleichbar einem Umluftbackofen. Hauptvorteil gegenüber herkömmlichen Fritteusen ist die immense Einsparung von Fett. In herkömmlichen Fritteusen entstehen aus den verwendeten hitzestabilen gesättigten Fettsäuren beim Erhitzen gesundheitsschädliche Transfettsäuren sowie mehr Acrylamide als in der Heißluftfritteuse. Der Gehalt an Acrylamiden bei z. B. Pommes oder anderen Kartoffelgerichten kann generell am Bräunungsgrad festgemacht werden.

Für unsere Rezepte eignen sich sowohl Heißluftfritteuse als auch Backofen. Im Vergleich zum (Umluft-)Backofen hat die Heißluftfritteuse aber einen wesentlichen Vorteil. Die Luft wird innerhalb weniger Sekunden auf die gewünschte Temperatur erhitzt, womit sich Stromverbrauch und Zubereitungszeit verringern.

Die Heißluftfritteuse schont die gesundheitsfördernden Inhaltsstoffe und ermöglicht zugleich leckere Mahlzeiten mit knuspriger Konsistenz. Selbst Brote gelingen in der Heißluftfritteuse ohne große Übung und erhalten schnell eine leckere Kruste, natürlich kann man sie aber auch wie bei den Rezepten beschrieben im Backofen zubereiten.

Nachteile verarbeiteter Lebensmittel

Der Trend zu immer mehr hoch verarbeiteten Lebensmitteln hält aktuell an. Hierzu zählen z. B. Fertiggerichte, die rasch erwärmt oder eingerührt werden müssen. Das spart Zeit im Alltag. Lebensmittel mit einem hohen Verarbeitungsgrad haben jedoch meist einen hohen Fett- und Energiegehalt. Auch ist der Natriumgehalt oft hoch, um die Lebensmittel haltbarer zu machen. Andererseits fehlen Nährstoffe und Ballaststoffe, mit der Folge, dass nach dem Verzehr von stark verarbeiteten Produkten vergleichsweise weniger Sättigungsgefühl eintritt.

Fehlende Transparenz für Verbraucher

Lange Zutatenlisten mit oftmals unverständlichen Begriffen machen es dem Verbraucher schwer. Dazu zählen die E-Nummern, hinter denen sich oftmals komplizierte chemische Begriffe oder Zutaten wie Geschmacksverstärker, Farbstoffe oder Aromen verbergen.

Das Nova-System Um im Supermarktregal den Verarbeitungsgrad eines Lebensmittels rasch zu erfassen, ist das Nova-System entwickelt worden. Bei diesem bleiben andere Parameter wie z. B. der Energie-, Salz- und Fettgehalt unberücksichtigt.

1. Stufe

Lebensmittel, die unverarbeitet oder nur minimal verarbeitet sind, wie z. B. Obst und Gemüse, Fleisch, Fisch und Eier. Diese Lebensmittel sollen den Hauptbestandteil der täglichen Ernährung ausmachen.

2. Stufe

Lebensmittel, die zur Zubereitung von Speisen genutzt werden und damit aus natürlichen Lebensmitteln gewonnen werden. Durch pressen, zerkleinern, raffinieren oder ähnliche Verfahren wird den Produkten lediglich eine Geschmacks- oder Konsistenzverbesserung verliehen. Darunter fallen Produkte wie Öle, Mehl, Salz und Zucker.

3. Stufe

Verarbeitete Lebensmittel wie z. B. saure Gurken, Brötchen oder Käse, die konserviert oder eingelegt sind, nur wenig Zutaten enthalten und kaum kombiniert wurden.

4. Stufe

Lebensmittel mit vielen Zutaten, die zahlreiche Herstellungsschritte durchlaufen haben. Darunter fallen Produkte wie Tiefkühlpizzen, Chips und Softdrinks. Diese Produkte sollen bequem für den Verbraucher sein, lange haltbar und schnellstmöglich verzehrfertig. Diese Gruppe ist im Handel am meisten vertreten. Mit meinen Rezepten verwenden Sie viele Lebensmittel der Stufe 1 und 2, solche der Stufe 4 vermeiden Sie.

Nutri-Score Der Nutri-Score ist ein internationales Label für Lebensmittel, um deren gesundheitsfördernde Eigenschaften erkennbar zu machen. Die 5-Stufen-Skala reicht von A (grün) für Lebensmittel mit gesunden Inhaltsstoffen bis hin zu E (rot) für sehr ungesunde Lebensmittel. Zu den gesunden Inhaltsstoffen werden u. a. Eiweiß, Ballaststoffe, Obst, Gemüse, Nüsse und Hülsenfrüchte gezählt. Negativ fallen ein hoher Energiegehalt, gesättigte Fettsäuren, Zucker und Salz ins Gewicht. Die meisten Rezepte in diesem Buch würden die Bestnote A erhalten, wenn man sie nach dem Nutri-Score bewerten und die dafür geltenden Maßstäbe anlegen würde (z. B. Haferpizza, Seite 107, Apfel-Muffins, Seite 128, oder gefüllte Pfannkuchen, Seite 106).

Vorteile der eigenen Herstellung

Bei gering verarbeiteten Produkten kann der Verbraucher nachvollziehen, welche Zutaten enthalten sind. Und wer frisch kocht, kann Zusammensetzung und Mengen der Zutaten einer Mahlzeit selbst wählen. Ungesunde Zutaten wie Zucker oder Geschmacksverstärker können weggelassen oder verringert werden. Durch das frische Kochen ist eine Haltbarmachung nicht dringend erforderlich. Anstelle von Salz können daher andere Gewürze oder Kräuter verwendet werden. Wenn es schnell gehen soll, können Sie auch selbst gekochte eingefrorene Speisen wie z. B. Suppen auftauen. Das bedarf etwas Vorbereitung, lohnt sich aber, um stets mit gesunden Mahlzeiten versorgt zu sein.

Viele Fertigprodukte sind in Plastik verpackt, während frische Zutaten oftmals lose verkauft werden. Weniger Verpackungsmüll bedeutet auch weniger Treibhausgase. Und wenn Sie mit anderen zusammen kochen, steigert dies das soziale Zusammengehörigkeitsgefühl. Wenn Sie dann gemeinsam essen, verlangsamt das außerdem nachweislich die Nahrungsaufnahme, was ebenfalls gesünder ist.

Haferrezepte

Die Rezepte in diesem Buch (Seite 71) sehen die Zubereitung frischer Zutaten vor. Nur selten werden verarbeitete Produkte verwendet. Zugleich sind Aufwand und Zeitbedarf gering und Vorkenntnisse nicht erforderlich. Viele der Gerichte eignen sich für die schnelle Küche sowie den Ein-Personen-Haushalt, weshalb Ihnen nichts mehr im Weg stehen sollte, die Rezepte einfach einmal auszuprobieren.

Den »süßen Zahn« ziehen

Schon als Kinder lernen wir süße Sachen kennen und lieben. Studien zeigen, dass die Vorliebe für Süßes im Erwachsenenalter bereits durch gesüßte Getränke in den Babyjahren geprägt wird. Woran liegt das? Durch Zucker wird im Gehirn das Glückshormon Dopamin ausgeschüttet, welcher als Botenstoff für das Belohnungszentrum im Gehirn dient. Dabei handelt es sich um dasselbe Botensystem, welches bei Drogen wie z. B. Alkohol wirkt. Es ist also durchaus angemessen, von einer Zuckersucht zu sprechen. Wer sich Süßes abgewöhnen möchte, benötigt daher einen festen Vorsatz und viel Geduld. Dennoch es ist möglich, sich schrittweise an weniger Süße in den Mahlzeiten zu gewöhnen.

Viele Lebensmittel enthalten reichlich Haushaltszucker. Selten ist dabei der natürlich vorkommende Zucker das Problem. Vielmehr wird den Produkten bei der Verarbeitung Zucker zugesetzt. Oftmals geschieht dies bei Lebensmitteln, bei denen wir es nicht vermuten. Stellen Sie sich vor: Ein Fruchtjoghurt kann mehr als 6 Stücke Würfelzucker pro 100 g enthalten.

Der Zusatz von Haushaltszucker kommt aber nicht nur dem Bedürfnis nach einem süßen Geschmack nach, sondern macht die Lebensmittel auch günstiger, denn Haushaltszucker ist als Rohstoff preisgünstiger herzustellen als die meisten anderen naturbelassenen Lebensmittel.

Zuckeraustauschstoffe

Wenn Sie auf Süßes nicht vollständig verzichten können oder wollen, empfehle ich Ihnen als Zuckeralternativen Zuckeraustauschstoffe (Zuckeralkohole). Diese haben einen niedrigen GI (Seite 14).

Sie beeinflussen den Blutzuckerspiegel nur wenig und werden insulinunabhängig abgebaut, was bei Insulinmangel und Insulinresistenz vorteilhaft ist. Auch können Bakterien Zuckeraustauschstoffe nur langsam und unzureichend verstoffwechseln, sodass diese – im Gegensatz zu Haushaltszucker – weder Karies noch Zahnfleischentzündungen begünstigen. Hauptnachteil ist die abführende und blähende Wirkung, die bei hohen Dosen von Zuckeraustauschstoffen auftritt. Die Schwelle dafür ist jedoch individuell sehr unterschiedlich und kann problemlos ausgetestet werden.

Erythrit (Erythriol/Zusatzstoff E968) ist Haushaltszucker von Geschmack und Aussehen sehr ähnlich. Es wird aus Stärke gewonnen, indem diese durch einen biochemisch-enzymatischen Prozess mithilfe von Hefen oder Pilzen fermentiert wird. Erythrit kommt natürlicherweise in Obst, Gemüse und fermentierten Nahrungsmitteln vor. Seine Süßkraft liegt im Vergleich zum Haushaltszucker bei 70 Prozent. Daher müssen zum Ersatz von 100 g Zucker 120–140 g Erythrit (Verhältnis 1:1,2–1,4) verwendet werden. In 100 g Erythrit sind 20 kcal enthalten. Im Vergleich dazu hat Haushaltszucker 410 kcal. Da die Energie von Erythrit nur langsam vom Körper resorbiert wird, hat es nahezu keinen Einfluss auf den Blutzucker und die enthaltenen Kalorien werden vom Körper nicht verwertet. Häufig finden Sie daher auf der Verpackung die Angabe »0 kcal«.

In vielen Haferrezepten habe ich Haushaltszucker gegen Erythrit ausgetauscht. Wo ich aufgrund der ungünstigen Backeigenschaften auf Zuckeraustauschstoffe verzichten musste, habe ich auf Ahornsirup zurückgegriffen.

Erythrit wird z.B. bei den Apfel-Muffins (Seite 128) verwendet. Die Muffins schmecken süß, enthalten aber nur 4,6 g Zucker (= alle in dem Produkt enthaltenen Mono- und Disaccharide) pro 100 g. Außerdem haben sie pro 100 g nur 153 kcal und sind damit für ein Gebäck sehr kalorienarm. Verglichen mit einem regulären Apfel-Muffin, der mit etwa 438 kcal pro 100 g mehr als das Dreifache an Energie enthält, ist mein Apfel-Muffin eindeutig die bessere Wahl.

Dem Grundrezept für Overnight Oats (Seite 96) wird ebenfalls Erythrit zum Süßen hinzugefügt, ansonsten enthält es nur die natürlich vorkommenden Mono- und Disaccharide aus Hafer und Leinsaat. Die Variation Banane-Apfel hat natürliche Süße durch das Obst. Wenn Ihnen das genügt, lassen Sie das Erythrit aus dem Grundrezept einfach weg. Bei den Rezepten zu den Porridge-Varianten (Seite 98) ist bereits die Zugabe von Erythrit zum Süßen vorgesehen. Auch die süßen Quarkfladen (Seite 103) enthalten Erythrit und lassen sich super mit einem Quark- oder Joghurtdip mit frischen Früchten genießen.

Xylit (Xylitol/Birkenzucker/Zusatzstoff E967) hat eine ähnliche Konsistenz wie Haushaltszucker und wird aus Birkenrinde und anderen Hölzern gewonnen. Seine Süßkraft entspricht der von Haushaltszucker. In 100 g Xylit sind 240 kcal enthalten, das sind 40 Prozent weniger Kalorien im Vergleich zu Haushaltszucker.

Vorsicht bei Fruchtzucker

Haushaltszucker (Saccharose) ist ein Doppelzucker (Disaccharid) und besteht aus den Einfachzuckern Fruchtzucker (Fructose) und Traubenzucker (Glucose). Einfach- und Doppelzucker nutzt der Körper als schnell verfügbare Energiequelle. Die Weltgesundheitsorganisation (WHO) sowie die DGE empfehlen einen Konsum von freien Zuckern von unter 10 Prozent des täglichen Energiebedarfs.

Als Alternative zu Haushaltszucker wurde lange Zeit Fruchtzucker empfohlen. Dieser wird über die Darmwand aufgenommen und gelangt mittels Pfortader in die Leber. Fruchtzucker erhöht den Blutzucker geringfügiger als Haushaltszucker, daher wurde in den sog. Diabetikerprodukten Haushaltszucker gegen Fruchtzucker ausgetauscht.

Allerdings führen größere Mengen an Fruchtzucker zu einem Energieüberschuss in der Leber, sodass er in Triglyceride (Fett) umgewandelt und in der Leber eingelagert wird. Fruchtzucker begünstigt so die Entstehung einer Fettleber und eine signifikante Steigerung des Triglyceridspiegels (Blutfettwert). Bei einer Fettleber sollte daher die Fruchtzuckerzufuhr eingeschränkt werden. Außerdem steht Fruchtzucker im Verdacht, die Ausschüttung des Hormons Leptin zu hemmen und so den Appetit anzuregen. Auch steht ein übermäßiger Konsum mit einem Anstieg des Harnsäurespiegels in Verbindung, was wiederum Gichtanfälle auslösen kann.

In verarbeiteten Lebensmitteln steckt übrigens oft ein hoher Anteil an Fruchtzucker-Traubenzucker-Sirup, der aus Maisstärke hergestellt wird und eine höhere Süßkraft im Vergleich zum Haushaltszucker aufweist. Dieser Sirup lässt sich durch die flüssige Form leicht transportieren und verarbeiten und ist ein kostengünstiger Rohstoff. Aus oben genannten Gründen, sollten Sie also auch bei allen verarbeiteten Lebensmitteln vorsichtig sein.

In seiner natürlichen Form findet sich Fruchtzucker vor allem in Honig und Obst. Doch Obst enthält nicht nur Fruchtzucker, sondern auch viele wertvolle Vitamine, Ballaststoffe und sekundäre Pflanzenstoffe. Daher empfiehlt die DGE auch, 250 g frisches Obst am Tag zu verzehren (mehr dazu im Kapitel »Fünfmal am Tag frisches Obst und Gemüse« Seite 48).

Die Süße in den Haferrezepten

Bei den Rezepten in diesem Buch wird darauf geachtet, dass beim Frühstück (Seite 90) möglichst eine Portion frisches Obst zugeführt wird. Zudem wird bei einigen Snacks wie den nussigen Haferbissen (Seite 125) oder den Apfel-Muffins (Seite 128) frisches Obst verwendet.

Bei den meisten Rezepten habe ich außerdem weitestgehend auf Saccharose (Haushaltszucker) verzichtet. Stattdessen werden zum Süßen Alternativen wie Ahornsirup, Zuckeraustauschstoffe oder Obst verwendet. Um Ihren Glucose- und Fruchtzuckerkonsum nachhaltig zu reduzieren, sollten Sie aber vor allem die herzhaften Rezepte probieren. Das Haferkleie-Brot (Seite 83), das Knabber-Knäckebrot (Seite 136) und das Pfannenbrot aus Haferflocken (Seite 84) schmecken lecker mit Frischkäse und frischem Gemüse und ein paar Kräutern. Am Wochenende bieten sich auch mal frisch gebackene Focaccia-Brötchen (Seite 85) an.

Frisches Obst statt Smoothies

Viele sehen im Smoothie fälschlicherweise eine gesunde Alternative zu einem schnellen Snack für unterwegs. Smoothies enthalten aber durch die pürierte Konsistenz eine sehr hohe Nährstoffdichte und sind kalorienreich. Das liegt auch daran, dass der Obstanteil in Smoothies oft sehr groß ist. Daher sollten sie eher als eine kleine Mahlzeit und weniger als Durstlöscher angesehen werden.
Zudem wird der Smoothie durch seine flüssige Konsistenz sehr schnell vom Körper aufgenommen, da der Kauvorgang fehlt. Dieser ist aber für das Sättigungsgefühl wichtig. Die Kautätigkeit erhöht zudem den Speichelfluss, was zu einer verbesserten Mundhygiene führt.
Smoothies sollten daher besser gemieden und stattdessen sollten frisches Obst und Gemüse gegessen werden. Der Zucker in Obst bildet eine intakte Struktur mit den enthaltenen Ballaststoffen. So braucht der Körper länger, um die einzelnen Zuckermoleküle aus dem Obst herauszulösen und sie werden langsamer in die Blutbahn abgegeben. Die Leber wird also nicht direkt mit einer übergroßen Menge von Fruchtzucker überlastet.

Zuckergehalt in Obst (pro 100 g)

Obstsorte	Zuckergehalt in g (alle enthaltenen Mono- und Disaccharide)	Kalorien
Ananas, roh	11,3	52
Äpfel, roh	11,6	55
Bananen, roh	17,2	95
Birnen, roh	12,2	58
Brombeeren, roh	6,2	44
Erdbeeren, roh	7	40
Grapefruits, roh	5,9	30
Heidelbeeren, roh	11,3	58
Himbeeren, roh	7	52
Johannisbeeren, rot, roh	5	45
Johannisbeeren, schwarz, roh	9	58
Kirschen, roh	15,3	74
Kiwi, roh	9,8	54
Mandarinen, roh	10	47
Mangos, roh	13,1	62
Nektarinen, roh	10,2	51
Orangen, roh	8,6	44
Pfirsiche, roh	10	48
Pflaumen, getrocknet	39,8	204
Pflaumen, roh	8,8	48
Trauben, roh	15	69
Rosinen, getrocknet	70	300
Zitronen, roh	2,5	23

Fünfmal am Tag frisches Obst und Gemüse

»An apple a day keeps the doctor away« – an diesem Satz ist viel Wahres dran. In der Tat ist die Bedeutung des täglichen Verzehrs von Obst und Gemüse für unsere Gesundheit überaus groß. Beide enthalten viele lebenswichtige Mikronährstoffe wie Vitamine, Mineralstoffe, Spurenelemente sowie sekundäre Pflanzenstoffe und Ballaststoffe.

Zu den sekundären Pflanzenstoffen, die oft in Obst und Gemüse zu finden sind, zählen Flavonoide. Diese sind auch verantwortlich für die rote, blaue, hellgelbe oder violette Färbung, wie sie z. B. bei Äpfeln, Beeren und Auberginen vorkommt. Sie werden aktuell bezüglich ihrer Wirkung gegen Krebs untersucht.

Auch gibt es einen Zusammenhang zwischen einem erhöhten Obst- und Gemüseverzehr und der Verminderung von Bluthochdruck sowie der Vorbeugung gegen koronare Herzerkrankung, Schlaganfall und Krebserkrankungen. Aus diesem Grund empfiehlt die DGE, täglich 400 g Gemüse und 250 g Obst zu verzehren. Zur Vereinfachung kann auch die Regel »5 am Tag« herangezogen werden, also 5 Portionen Obst und Gemüse am Tag. Mit einer Portion ist dabei eine Handvoll gemeint.

Besonders Gemüse hat den Vorteil, dass es einen hohen Wassergehalt und eine geringe Energiedichte besitzt. Wenn Sie also abnehmen wollen, kann Gemüse Sie dabei durch die vermehrte Magenfüllung optimal unterstützen.

Obst und Gemüse in den Haferrezepten

Hafer lässt sich super mit Gemüse kombinieren. In diesem Buch gibt es daher viele Rezepte, die Gemüse enthalten, wie die Gemüse-Quiche (Seite 111). Die Zucchinicremesuppe (Seite 119) und die Lachs-Kartoffel-Suppe (Seite 121) enthalten je eine Portion Gemüse und sind wohltuende warme Mahlzeiten. Die Gebackene Paprika mit Haferfüllung (Seite 108), die Kidneybohnen-Frikadellen mit Joghurtdip (Seite 115) oder die gefüllten Pfannkuchen (Seite 106) bringen ebenfalls Gemüseabwechslung auf Ihren Teller, und besonders die Pfannkuchen können Sie beliebig mit anderen Gemüsesorten ergänzen oder variieren.

Zudem können Sie auch in den Haferbroten, wie z. B. im Hafer-Möhren-Quark-Brot (Seite 83) oder im Hafer-Basisbrot (Seite 78), wunderbar etwas Möhre oder Zucchini einbringen. So nehmen Sie automatisch mit einer Scheibe Brot auch Gemüse zu sich. Gibt es dann dazu noch Gurke, Radieschen oder Tomaten als Belag, kommt man auf mindestens eine Portion Gemüse pro Mahlzeit. Packen Sie, wenn Sie unterwegs sind, einfach ein mit Schnitt- oder Frischkäse belegtes Brot und zusätzlich ein paar Scheiben

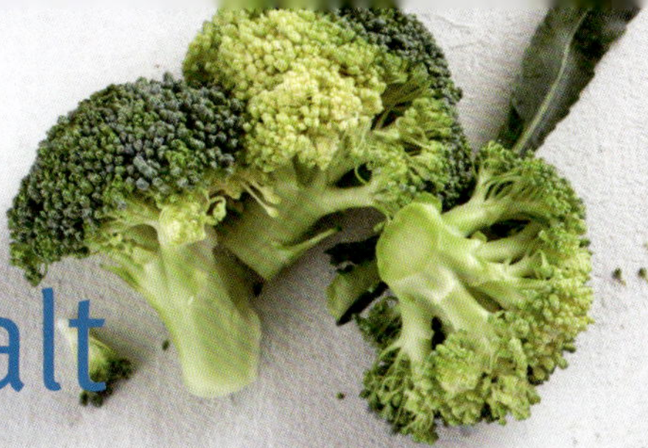

Bunte Gemüsevielfalt

Das steckt drin

Gemüse enthält viele Vitamine, Mineralstoffe und sekundäre Pflanzenstoffe wie Vitamin C, Karotin (die Vorstufe von Vitamin A) sowie B-Vitamine. Wichtige Mineralstoffe, die in vielen Gemüsesorten vorkommen, sind Kalium, Phosphor, Magnesium, Kalzium und Eisen. Ein weiterer Vorteil ist die geringe Kaloriendichte. Gemüse hat zudem einen hohen Wasseranteil, liefert viele Ballaststoffe und trägt so zu einer guten Sättigung bei. (Mehr dazu im Kapitel »Darmgesundheit«, Seite 24.)

Rohkost

Gemüse sollte vor allem als Rohkost und als frischer Salat verspeist werden. Lagerung und gerade Erhitzen können zu einem Verlust von wichtigen Inhaltsstoffen führen. Wenn Sie Gemüse in gegarter Form bevorzugen, ist dünsten schonender als kochen, braten oder frittieren. Wählen Sie außerdem bevorzugt regionales und saisonales Gemüse. Kürzere Transportwege und Lagerungszeiten machen Gemüse gesünder und schonen die Umwelt.

Gemüse in der Hafermahlzeit

Viele Hafergerichte lassen sich gut mit Gemüse kombinieren, am besten mit frischem rohem Gemüse. Geraspelte Möhre etwa macht Haferschleim saftig und knackig zugleich (Flotti-Karotti-Porridge, Seite 99). Einfach unter die fertige Haferspeise rühren und mit Gewürzen nach Belieben abschmecken. Lauch sollte allerdings für die bessere Bekömmlichkeit vor dem Verzehr schonend gegart werden. Alternativ mit unter den Hafer rühren und etwas mitköcheln lassen.

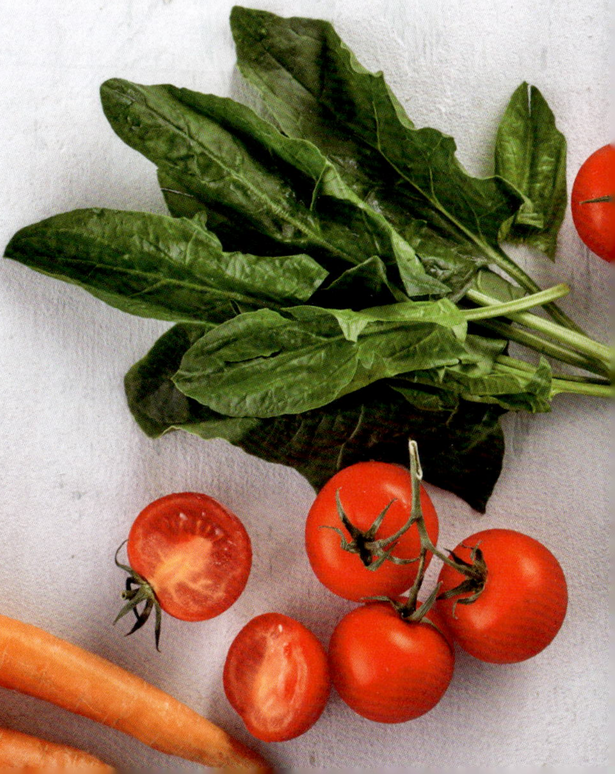

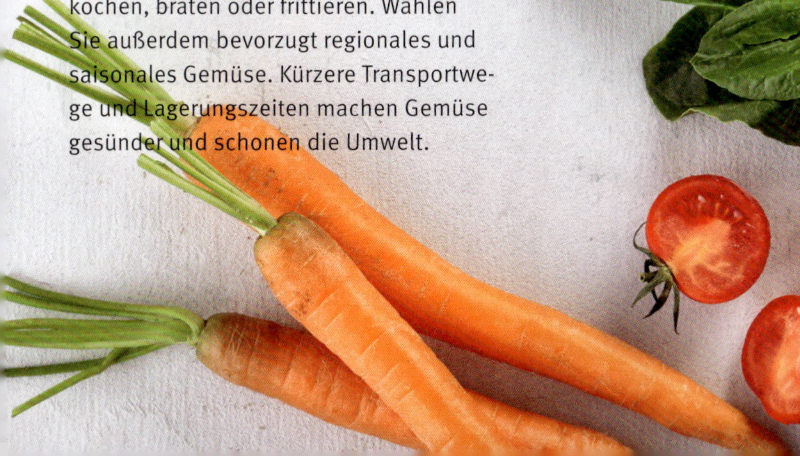

Gurke ein. Das macht das Brot sehr saftig und wertet es auf. Dazu noch ein paar Möhrensticks, und für Ihre Gemüsezufuhr ist auch im Büro oder auf der Wanderung gesorgt.

Bei Obst sollten Früchte mit geringem Zuckergehalt bevorzugt werden. Hierfür eignen sich besonders Beeren und andere Obstsorten, die weniger süß schmecken (eine Übersicht finden Sie in der vorangegangenen Tabelle auf Seite 47). Früchte in getrockneter Form sind nicht empfehlenswert, da sie einen viel höheren Kalorien- und Zuckergehalt aufweisen als frisches Obst. Frische Trauben enthalten etwa 70 kcal und 15 g Zucker pro 100 g, in getrockneter Form, also als Rosinen, enthalten 100 g knapp 300 kcal und fast 70 g Zucker.

Ballaststoffe Zu den ballaststoffreichen Obstsorten zählen u. a. Äpfel, Birnen, Orangen und alle Beerensorten. Ballaststoffreiche Gemüsesorten sind Möhren, Paprika, Brokkoli und Spinat. Im Rezeptteil finden Sie zahlreiche Rezepte mit diesen besonders gesunden Obst- und Gemüsesorten. So werden die herzhaften Pfannkuchen (Seite 106) mit Champignons und Spinat gefüllt, eine Portion enthält 11 g Ballaststoffe. Die Haferpizza (Seite 107) lässt sich mit allen Gemüsesorten, ganz nach Ihren persönlichen Vorlieben, lecker belegen. Ich verwende besonders gerne Äpfel und Beeren, und das aus gutem Grund.

Äpfel

Äpfel haben einen relativ hohen Gehalt an Ballaststoffen, die eine positive Wirkung auf den Körper haben, wie wir bereits gesehen haben (Seite 14). Dabei ist vor allem wichtig zu beachten, dass sie im Gegensatz zu vielen anderen Obstsorten ganzjährig verfügbar und auch in Deutschland regional erhältlich sind. Diese Aspekte machen Äpfel zu einer guten Ballaststoffquelle, die Ihre haferreiche Ernährung unterstützen kann.

Äpfel weisen mit ihren 10–12 g pro 100 g einen mäßigen Zuckergehalt auf. Der enthaltene Zucker bildet aber mit den Ballaststoffen in den Äpfeln eine intakte Struktur. Unser Organismus benötigt also eine längere Zeit, um die einzelnen Zuckermoleküle aus dem Obst herauszulösen. Sie werden daher langsamer in die Blutbahn abgegeben, der Blutzuckerspiegel steigt in der Folge nicht so rasch an.

Äpfel weisen zudem einen relativ hohen Anteil an Pektin auf. Dieses wirkt als Ballaststoff und kann ebenfalls das Sättigungsgefühl beschleunigen. Pektin wirkt sich außerdem positiv auf unsere Darmflora aus und kann Durchfall verhindern.

Äpfel enthalten neben Ballaststoffen auch viele Mikronährstoffe sowie sekundäre Pflanzenstoffe, welche eine antioxidative und entzündungshemmende Wirkung besitzen. Mikronährstoffe und sekundäre Pflanzenstoffe befinden sich vermehrt in der Schale der Früchte, daher sollten Sie das Obst gut waschen und dann mit Schale verzehren.

Fructose macht etwa die Hälfte des in Äpfeln enthaltenen Zuckers aus. Durch eine lange Lagerung wird aber Saccharose in Fructose und Glucose abgebaut. Daher können die Zuckerverhältnisse variieren. Auch kann der Gehalt an Mikronährstoffen und Zuckern je nach Apfelsorte und Umweltbedingungen stark schwanken.

Zu den Apfelsorten mit einem vergleichsweise geringen Zuckergehalt zählen Gala (11,57 g pro 100 g), Elstar (11,6 g pro 100 g) und Idared (11,9 g pro 100 g).

Äpfel in den Haferrezepten Äpfel finden sich z. B. in den Overnight-Oats-Varianten »Banane-Apfel« (Seite 97) und »Apfel-Zimt-Mandel« (Seite 97), dem Apfelkuchen (Seite 129) oder den Apfel-Muffins (Seite 128). Sie können aber auch gut in Brot eingebacken werden, wodurch dieses sehr saftig wird.

Beeren

Beeren sind im Vergleich zu anderen Obstsorten recht zuckerarm und daher für eine gesunde Ernährung bestens geeignet. Sie haben im Schnitt einen Zuckeranteil von nur 5–9 g pro 100 g. Auch sie besitzen genau wie Äpfel wertvolle Mikronährstoffe und besonders viele Ballaststoffe. Dabei ist die schwarze Johannisbeere mit 7 g Ballaststoffen pro 100 g von allen Beerensorten am ballaststoffreichsten.

Der Gehalt an sekundären Pflanzenstoffen ist ebenfalls hoch, was man auch an der dunklen Farbe der Beeren erkennen kann. Denn Flavonoide sind Pflanzenfarbstoffe, die für die Färbung der Beeren verantwortlich sind. Umso dunkler die Frucht, desto mehr sekundäre Pflanzenstoffe mit antioxidativer Wirkung (Seite 16) sind darin enthalten.

Heidelbeeren enthalten viel Vitamin C, Vitamin E sowie Anthocyane und haben eine entzündungshemmende Wirkung. Himbeeren punkten mit einem besonders hohen Eisengehalt. Zudem ist in Himbeeren das darmfreundliche Pektin enthalten und auch sie haben eine entzündungshemmende Wirkung. Schwarze Johannisbeeren sind, wie schon gesagt, der Spitzenreiter der ballaststoffreichen Beeren. Sie enthalten zudem eine sehr hohe Menge an Vitamin C und stellen dabei selbst Zitronen in den Schatten. Vitamin C ist wichtig für das Immunsystem und fördert den Knochenaufbau.

Beeren in den Haferrezepten Beeren sind im Hinblick auf ihren geringen Zuckergehalt und ihre wertvollen Bestandteile wohl die beste Wahl zur Unterstützung Ihrer individuellen Hafertage. Sie sind zwar sehr saisonal, Sie können sie aber auch das ganze Jahr über in gefrorener Form kaufen.

Ballaststoff- und Fructosegehalt in Obst (pro 100 g)

Obstsorte	Ballaststoffgehalt in g	Fructosegehalt in g
Äpfel	2	5,8
Birnen	3	6,7
Brombeeren	3	1,8
Erdbeeren	2	2,4
Heidelbeeren	5	4,2
Himbeeren	5	2,0
Johannisbeeren, rot	4	3,8
Johannisbeeren, schwarz	7	4,9
Stachelbeeren	3	4,0
Süßkirschen	1	5,9
Trauben	2	7,6

In diesem Buch verwende ich bei vielen süßen Rezepten und auch bei den Frühstücksrezepten gerne Beeren. Sie sind im Heidelbeer-Porridge (Seite 98), in den Overnight Oats »Beerenstark« (Seite 97), in den Haferherzen mit Fruchttopping (Seite 133) oder im fruchtig-frischen Haferauflauf (Seite 132) enthalten. Als Dessert oder gesunder Snack für Zwischendurch eignet sich besonders gut der Beerenquark (Seite 93).

Eiweiß macht satt

Ausreichend und qualitativ hochwertiges Eiweiß in der Nahrung ist wichtig für die Gesundheit. Insbesondere wenn Sie auch Ihr Gewicht reduzieren möchten, ist eine hohe Eiweißzufuhr von Vorteil, da diese für ein anhaltendes Sättigungsgefühl sorgt. Demgegenüber kann kurz nach dem Verzehr von – vor allem schnell verfügbaren – Kohlenhydraten bereits wieder Hunger aufkommen. In Studien ist eine Verbindung zwischen eiweißreicher Ernährung und einer höheren Gewichtsabnahme nachgewiesen worden. Zugleich kann bei ausreichender Eiweißzufuhr die Muskelmasse erhalten bleiben. Außerdem kann bei einer Fettleber eine eiweißreiche Kost das Leberfett vermindern.

Die DGE empfiehlt, täglich 0,8 g Eiweiß pro kg Körpergewicht zu verzehren. Dabei ist das Normalgewicht zugrunde zu legen.

Ein Beispiel: Eine 1,70 m große Frau ist mit 72 kg (noch) normalgewichtig. Der Bedarf von 0,8 g pro kg Normalgewicht entspricht einer täglichen Zufuhr von 58 g Eiweiß.

Veganerinnen und Veganer, Kranke und Personen, die fasten oder sich nach einer kalorienarmen Diät ernähren, sollten besonders auf eine ausreichende Eiweißzufuhr achten. Der Eiweißbedarf ist außerdem bei älteren Menschen, Schwangeren, Stillenden und Sportlerinnen und Sportlern in der Phase des Muskelaufbaus höher. Aber aufgepasst: Vermeiden Sie eine erhöhte Eiweißzufuhr, wenn Sie unter einer eingeschränkten Nierenfunktion leiden.

Eiweißquellen

Tierische Proteinlieferanten wie Fleisch, Fisch, Milchprodukte, Eier, Quark oder Joghurt weisen ein Aminosäuremuster auf, welches vom Körper sehr gut verwertet werden kann. Das liegt an der Ähnlichkeit zu dem Aminosäuremuster menschlicher Eiweiße und an dem hohen Gehalt essenzieller Aminosäuren. Doch auch bestimmte pflanzliche Lebensmittel sind sehr gute Eiweißlieferanten. Dazu zählen Haferflocken, Hülsenfrüchte wie Linsen, Kichererbsen und Soja, Pseudogetreide wie Amarant oder Quinoa, verschiedene Saaten, aber auch Nüsse und einige Gemüsesorten. Pflanzliche Proteinlieferanten weisen außerdem gesundheitsfördernde Wirkungen auf, da sie wertvolle Ballaststoffe, Mineralstoffe und Vitamine enthalten. Dies spricht eindeutig dafür, einen Großteil des täglichen Eiweißbedarfs durch pflanzliche Lieferanten zu decken und diese mit ausgewählten tierischen Lebensmitteln zu ergänzen.

Eiweiß in den Rezepten

Die Rezepte in diesem Buch enthalten nicht nur Hafer als Eiweißquelle, sondern zusätzlich oft Quark, Ei oder Proteinpulver. Eine Scheibe Hafer-Quark-Brot (Seite 79) enthält 7 g Eiweiß, das

Eiweißreiche Ernährung

Bei Adipositas ist eine hohe Eiweißzufuhr von Vorteil, da sich diese positiv auf das Sättigungsgefühl auswirkt. Wird die Proteinmenge nicht durch die Ernährung erreicht, können Formula-Produkte empfohlen werden. Hierbei werden Mahlzeiten durch Eiweißgetränke, -riegel etc. ersetzt. Dies kann auch Vorteile bei einer Diabetes-Typ-2-Erkrankung und Fettleber haben.

vegane Hafer-Proteinbrot (Seite 80) 16 g pro Scheibe und eine Portion Porridge-Grundrezept (Seite 98) gute 8 g. So kommen Sie leicht und mit Genuss auf die empfohlene Eiweißmenge.

Die Fettsäuren entscheiden

Fett hat einen schlechten Ruf. Zu Unrecht, denn es liefert dem Körper wertvolle Energie und wichtige Bestandteile zum Aufbau der Zellwände. Fettsäuren werden in 3 Untergruppen unterteilt: gesättigte, einfach ungesättigte und mehrfach ungesättigte Fettsäuren. Diese unterscheiden sich einerseits in ihrer chemischen Zusammensetzung und andererseits durch ihre unterschiedliche gesundheitliche Bedeutung.

Gesättigte Fettsäuren

Negative Auswirkungen werden eindeutig den gesättigten Fettsäuren zugeschrieben, denn sie erhöhen die Blutfette, insbesondere das problematische LDL-Cholesterin, und führen zu negativen Auswirkungen vor allem auf das Herz und den Kreislauf. Diese Fettsäuren sind vermehrt in tierischen Lebensmitteln und Produkten wie Wurstwaren, Sahneprodukten, Butter, aber auch in Backwaren enthalten. Auch pflanzliche Lebensmittel wie Palmöl, Kokosfett oder Kakaobutter weisen einen sehr hohen Gehalt an gesättigten Fettsäuren auf.

Einfach ungesättigte Fettsäuren

Einfach ungesättigte Fettsäuren sind vor allem in pflanzlichen Ölen aus Raps oder Oliven enthalten, aber auch in vielen Nusssorten, vor allem in Walnüssen. Sie haben die Aufgabe, die lebenswichtigen fettlöslichen Vitamine in den Körper aufzunehmen, und sind leicht verdaulich. Das macht sie zu einem wichtigen Bestandteil einer gesunden Ernährung.

Mehrfach ungesättigte Fettsäuren

Bei mehrfach ungesättigten Fettsäuren werden Omega-3- und Omega-6-Fettsäuren unterschieden. Die Zufuhrempfehlung an Omega-6-Fettsäuren wird durch die Durchschnittskost meist gedeckt, jedoch liegt die Zufuhr an Omega-3-Fettsäuren meist unter den wünschenswerten Mengen. Omega-3-Fettsäuren sind vor allem in fettreichem Fisch, verschiedenen pflanzlichen Ölen (z. B. Rapsöl, Leinöl, Walnussöl), Samen und Nüssen (z. B. Leinsamen, Walnüsse) enthalten. Die mehrfach ungesättigten Fettsäuren senken LDL-Cholesterin und Triglyceride im Blut und vermindern dadurch das Risiko für Herz-Kreislauf-Erkrankungen. Achten Sie daher unbedingt auf eine regelmäßige Aufnahme von omega-3-reichen pflanzlichen Lebensmitteln.

Schokolade ist gesund

Schokolade macht glücklich, ist aber leider ungesund. So das weit verbreitete Urteil. Doch es lohnt, die gesundheitlichen Aspekte von Schokolade einmal genauer zu betrachten. Wichtigster Bestandteil von Schokolade ist Kakao, welcher aus Kakaobohnen hergestellt wird. Reinen Kakao finden Sie im Supermarkt als ungesüßten Backkakao.

Sekundäre Pflanzenstoffe

Kakao ist reich an gesundheitsfördernden sekundären Pflanzenstoffen. Je höher nun der Kakaoanteil in der Schokolade ist, desto mehr sekundäre Pflanzenstoffe sind darin auch enthalten. Die sog. Flavonoide sind dabei von größerer Bedeutung. Sie wirken sich beispielsweise günstig auf Herz, Stoffwechsel, Blutdruck, aber auch Insulinsensitivität aus und schützen auch präventiv vor entsprechenden Erkrankungen. Somit deuten die aktuellen Forschungsergebnisse darauf hin, dass der Verzehr von ungesüßtem Kakao und Schokolade mit einem hohen Kakaoanteil wie Zartbitterschokolade auch in Maßen empfohlen werden kann.

Welche Schokolade darf es sein?

Schokoladensorten unterscheiden sich in ihrem Kakaoanteil und dem Gehalt an Zucker, Milch und anderen Zusatzstoffen. Die Milch in der geliebten Vollmilchschokolade kann etwa zu einer schlechten Bioverfügbarkeit der sekundären Pflanzenstoffe des Kakaos führen, da Komplexe entstehen können, welche die Aufnahme verhindern. Jedoch sollte nicht vergessen werden, dass auch Zartbitterschokolade Zucker und einen hohen Anteil an gesättigten Fettsäuren enthält und somit auch nur in Maßen konsumiert werden sollte. Reiner Kakao ist daher Schokolade gegenüber zu bevorzugen. Auch bei den Rezepten habe ich dies umgesetzt, so kommt in den Overnight Oats »Kakao und Nuss« (Seite 97) nur der pure Kakao zum Einsatz. Aber ich habe auch Leckereien mit Zartbitterschokolade untergebracht, wie die Schokobrownies (Seite 131).

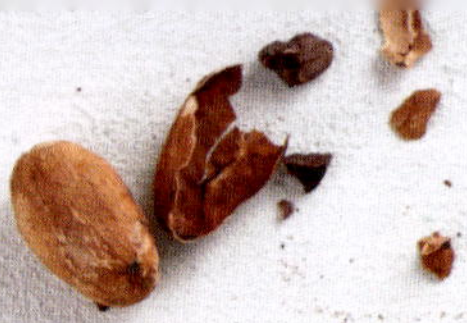

Hafer und Kakao: ein Dream-Team!

Träumen Sie auch von Schokoladengenuss ohne Reue? Von Natur aus hat Hafer einen leicht süßlichen Geschmack, der kombiniert mit Zartbitterschokolade oder Kakao wunderbar harmoniert. Perfekt für Naschkatzen, die sich trotzdem gesund ernähren möchten.

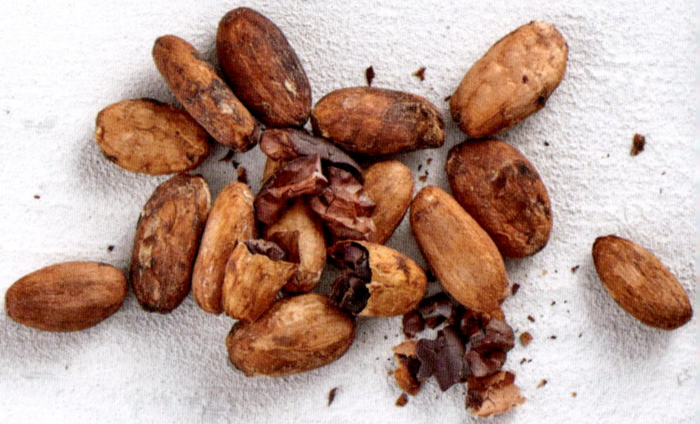

Kakao auf den Teller

Selbst meine individuellen Hafertage erlauben Kakao in Maßen, aber auch außerhalb der Hafertage bietet sich Kakao etwa zum Verfeinern von Pfannkuchen (Seite 106) perfekt an. Dazu mischen Sie einfach etwas Kakaopulver in den Teig. Und wenn Sie süßere Pfannkuchen möchten, können Sie Zartbitterschokolade schmelzen und als Sauce über das Teiggebäck geben. Mittels geraspelter Zartbitterschokolade lässt sich auch mein Granola-Rezept (Seite 100) versüßen und beim bereits leicht süßlichen Hafer-Quark-Brot (Seite 79) können Zartbitter-Schokotropfen mit in den Teig gegeben werden.

Woher kommt Kakao?

Kakao ist kein regionales Produkt, sondern wird hauptsächlich in Westafrika angebaut. Greifen Sie am besten auf Produkte mit Fairtrade-Siegel zurück. Dieses gewährleistet, dass fast alle enthaltenen Zutaten fair gehandelt werden und die Bauern vor Ort trotz der schwankenden Weltmarktpreise abgesichert sind.

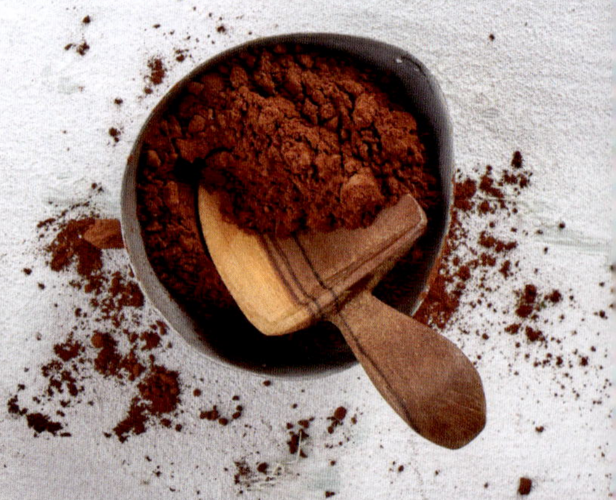

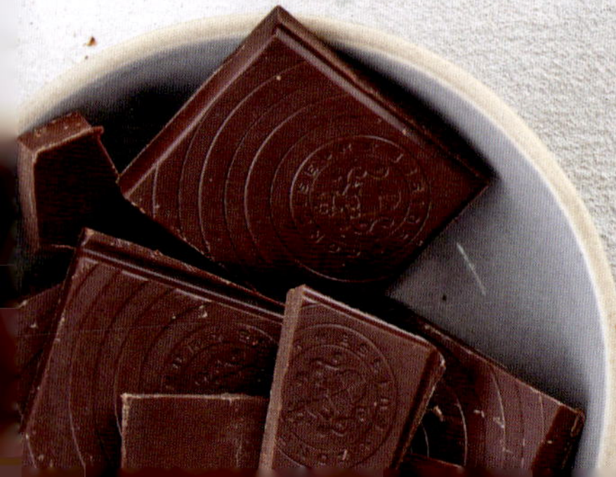

Was die Milch macht

Schon Kindern wird vermittelt, dass Kuhmilch elementarer Bestandteil einer gesunden Ernährung ist. Aber ist das tatsächlich so?

Zunächst ist es sinnvoll, zwischen einerseits Kuhmilch und andererseits Kuhmilch-Produkten wie Quark, Joghurt und Käse zu unterscheiden. Kuhmilch an sich hat einen hohen Gehalt an (Milch-) Zucker, passiert aufgrund seiner flüssigen Beschaffenheit rasch den Magen-Darm-Trakt und kann dadurch den Blutzuckerspiegel rasch ansteigen lassen. Außerdem besteht der Verdacht, dass große Mengen an Kuhmilch Wachstumsfaktoren im menschlichen Körper anregen und dadurch Zellwachstum und Alterungsprozesse fördern können. In einer Studie war der Konsum von 2,5 Gläsern Kuhmilch täglich gegenüber 1 Glas pro Woche mit einem um 32 Prozent erhöhten Sterblichkeitsrisiko assoziiert. Dennoch sind 1–2 kleine Gläser Milch pro Tag in Kombination mit ausreichend Obst und Gemüse gesundheitlich vertretbar.

Bei Joghurt und Käse handelt es sich um Milchprodukte, die bei der Verarbeitung verschiedene Fermentationsprozesse durchlaufen. Hierbei werden sie mit speziellen Bakterien wie Milchsäurebakterien versetzt. Dadurch entstehen gesundheitlich positive Effekte, die z. B. auf die Darmflora wirken. Fettarmer Joghurt und vor allem Quark haben einen hohen Eiweißanteil. Dadurch sättigen sie gut und stellen eine hervorragende Ergänzung zu Haferprodukten dar. Beim Rezept Guten-Morgen-Hafer (Seite 92) harmonieren Joghurt oder Quark hervorragend mit Haferflocken, Beeren und Nüssen, und Quark gibt dem Hafer-Quark-Brot (Seite 79) seinen saftigen Charakter.

Die DGE empfiehlt eine tägliche Aufnahme von 200–250 g an Milch und Milchprodukten pro Tag. So viel können Sie auch in Ihre individuelle Haferkur integrieren, außer natürlich an den Hafertagen.

Laktosefrei genießen

Da Haferprodukte keine Laktose (Milchzucker) enthalten, eignen sie sich hervorragend bei Unverträglichkeit gegenüber Laktose. In Deutschland sind etwa 15 Prozent der Menschen von einer Laktoseintoleranz betroffen. In der Türkei sind es noch deutlich mehr und in Ostasien haben sogar 98 Prozent der Bevölkerung eine Laktoseintoleranz. Kuhmilch besteht zum überwiegenden Teil aus Laktose (Doppelzucker), welche sich aus den beiden Einfachzuckern Glucose und Galaktose zusammensetzt. Im Darm trennt das Enzym Laktase den Doppelzucker auf und verhilft so dem Einfachzucker zur Aufnahme über den Magen-Darm-Trakt. Bei einer Laktoseunverträglichkeit mangelt es an diesem Enzym. Der Zweifachzucker wird unverdaut über den Darm ausgeschieden und kann Verdauungsbeschwerden verursachen.

Laktosefreie Milchprodukte

Bei laktosefreien Milchprodukten wird bei der Herstellung das Enzym Laktase zugesetzt, sodass der Zweifachzucker direkt gespalten werden kann. In jedem Lebensmittelmarkt sind diese Produkte (wie Milch, Sahne, Quark und vieles mehr) zu finden.

Hafermilch als Alternative

Hafermilch ist die ideale Alternative zu Kuhmilch, nicht nur für Menschen mit Laktoseintoleranz. Sie enthält etwa halb so viele Kalorien wie Kuhvollmilch und auch bei Betrachtung des ökologischen Fußabdruckes punktet Hafermilch: Während für die Herstellung von 1 l Kuhmilch 628 l Wasser benötigt werden, beträgt der Bedarf bei Hafermilch nur 48 l Wasser. Hafermilch enthält nicht nur wertvolles Eiweiß, sondern auch Eisen, Zink, Kalium, Magnesium und B-Vitamine. Sie wird in Deutschland zum größten Teil in ökologischer Landwirtschaft angebaut und kann die Nachfrage des heimischen Markts weitgehend abdecken. Sie können Ihre eigene Hafermilch aber auch selbst herstellen, ein Rezept hierzu finden Sie im Rezeptteil (Seite 71).

Kalzium Oft wird als Argument zugunsten von Kuhmilch und Kuhmilchprodukten der hohe Gehalt an Kalzium angeführt (ca. 120 mg Kalzium pro 100 ml Kuhmilch). Mittlerweile gibt es aber viele Haferdrinks, welche mit Kalzium versetzt werden und letztendlich den gleichen Gehalt wie Kuhmilch aufweisen. Achten Sie auf die Kennzeichnung: Wurde Kalzium zugesetzt, steht dies in der Zutatenliste und meist auch vorne auf der Verpackung. Wichtig zu erwähnen ist, dass der Kalziumbedarf auch sehr gut mit kalziumreichem Mineralwasser gedeckt werden kann.

Andere Milchalternativen

Zur Herstellung anderer pflanzlicher Alternativen werden ebenfalls weniger Ressourcen als bei Kuhmilch benötigt (z. B. 28 l Wasser für 1 l Sojadrink). Allerdings hat Soja, wenn es in Südamerika in großen Monokulturen angebaut wird, eine schlechte Öko-Bilanz. Positiv zu nennen ist jedoch, dass Sojamilch die einzige andere pflanzliche Milch ist, die ähnlich viel Protein enthält wie Hafermilch.

Mandelmilch ähnelt in Süße und Konsistenz Kuhmilch. Ein großes Anbaugebiet für Mandeln ist Kalifornien, wo ein sehr hoher Wasserbedarf anfällt. Der Kaloriengehalt von Mandelmilch ist sehr niedrig, dafür ist sie deutlich teurer als alle anderen Milchsorten.

Reismilch kann im Vergleich nicht empfohlen werden, da sie nur wenige Nährstoffe, insbesondere auch wenige

Übersicht über Nährwerte der verschiedenen Milchsorten (pro 100 ml)

Sorte	Kohlenhydrate in g	Eiweiß in g	Fett in g	kcal
Mandelmilch, ungesüßt	0	0,5	1,1	13
Sojamilch, natur	2,5	3	1,8	39
Vollmilch	4,6	3,2	3,5	62
Magermilch	5	3	0	33
Hafermilch	6,0	0,6	1,4	40
Reismilch	9,5	0,1	1	47

Proteine und Fette, enthält. Durch den Anbau von Reis in Asien ist Reismilch oft verunreinigt mit dem giftigen Halbmetall Arsen. Bei der Herstellung wird viel Wasser benötigt und es entstehen hohe Emissionen des Treibhausgases Methan.

Kokosmilch schmeckt vielen Menschen, allerdings ist der Gehalt an gesättigten Fettsäuren sehr hoch. Zum anderen erfordert Kokosmilch durch den Anbau der Kokosnüsse in den Tropen einen hohen Einsatz von Dünger und sie hat eine schlechte CO_2-Bilanz.

Hafermilch in den Rezepten

Vor allem Milch oder auch Sahne können durch Haferdrink bzw. spezielle Kochcreme aus Hafer sehr gut ersetzt werden. Auch bei den Rezepten habe ich mich dafür entschieden, diese Haferalternativen zu nutzen. Ein Beispiel aus der Rezeptsammlung, das sehr gut die Möglichkeit des Austauschs von Kuhmilch mit Haferdrink aufzeigt, sind die leckeren Haferpfannkuchen (Seite 106). Neben dem Hafermehl verwenden Sie ganz einfach statt Kuhmilch Pflanzendrink aus Hafer und erhalten am Ende eine sehr leckere Mahlzeit, die definitiv an das Original herankommt.

Glutenfrei genießen

Eine glutenfreie- oder glutenarme Ernährung ist bei den verschiedenen Formen der Gluten- und Weizenunverträglichkeiten (Seite 26) zu empfehlen. Wenn Sie davon betroffen sind, erleichtern es Ihnen Hafer- und Haferprodukte, sich glutenfrei zu ernähren, denn Hafer enthält nahezu kein Gluten.

Allerdings kann es beim Anbau und der Produktion von Hafer und Haferprodukten zu Verunreinigungen durch glutenhaltigere Getreidearten wie Weizen, Dinkel oder Roggen kommen. Das passiert aus verschiedenen Gründen, z. B. wenn Hafer auf denselben Feldern angebaut wird, wo zuvor glutenhaltige Getreidesorten angebaut wurden, oder wenn bei Ernte, Transport oder Verarbeitung der Hafer in Kontakt mit anderem Getreide kommt. Daher kann Hafer aus herkömmlicher Landwirtschaft Menschen mit Zöliakie nicht empfohlen werden.

Kennzeichnung »glutenfrei«

Nicht kontaminierter Hafer wird dagegen von den meisten Betroffenen gut vertragen. Damit sich Hafer glutenfrei nennen darf, muss eine Vermischung mit anderen Getreidesorten durch aufwendige Maßnahmen reduziert werden. Seit 2016 sind lizensierte nicht kontaminierte Haferprodukte auf dem Markt, welche durch das Symbol der durchgestrichenen Ähre als glutenfrei gekennzeichnet sind. Diese dürfen max. 20 mg Gluten pro kg enthalten.

Glutenfrei backen

Ein kleiner Nachteil von Hafer ist, dass er keine herausragenden Backeigenschaften besitzt. Wird im Teig hauptsächlich Hafermehl verwendet, wird der Teig eher trocken. Bei einer Quiche mit Mürbeteig ist das nicht weiter schlimm oder bei Plätzchen, da deren Teig ohnehin eher bröselig und trocken sein soll. Bei Muffins oder Kuchen soll der Teig hingegen saftig werden. Sie können dafür eine Mischung mit anderen glutenfreien Mehlen (Mais, Reis oder Hirse) verwenden. Hafermehl hat im Vergleich zu diesen aber einen hohen Eiweißgehalt, und bei den Rezepten kann die Saftigkeit des Teiges auch durch andere Komponenten erreicht werden, z. B. durch den Einsatz von Quark, Zucchini oder Möhre. Ein Beispiel ist das Hafer-Möhren-Quark-Brot (Seite 83). Durch den Einsatz von Quark und ggf. zusätzlich Möhre wird der Teig nicht trocken und ist dennoch glutenfrei.

Glutenfreie Haferrezepte

Natürlich schmeckt zum Frühstück nicht nur Brot (Seite 76), sondern auch Porridge (Seite 98), Overnight Oats (Seite 96) oder Granola (Seite 100). Auch Mahlzeiten wie Pizza (Seite 107) oder Pfannkuchen (Seite 106) sind glutenfrei kein Problem. Die Pfannkuchen sind durch den Einsatz von Haferflocken und Hafermilch nicht nur glutenfrei, sondern auch laktosefrei und damit hervorragend bei Lebensmittelallergien bzw. -unverträglichkeiten geeignet. Das Haferpizzarezept lässt sich ebenfalls sehr gut in Ihren Essensplan integrieren, wenn Sie unter Lebensmittelallergieren leiden, da auch hier keine glutenhaltigen Mehle verwendet werden. Auch auf Kuchen oder Naschereien müssen Sie bei Zöliakie nicht verzichten: Die Haferwaffeln (Seite 133) und die Brownies (Seite 131) sind glutenfrei. Achten Sie nur beim Kauf von Haferflocken und -mehl auf das »Glutenfrei-Symbol«.

Von Nüssen, Samen, Saaten und Kernen ...

Viele Gerichte können mit Mandeln, Walnüssen, Haselnüssen, Erdnüssen, Cashews und Paranüssen kombiniert werden. Gemeinsam sind ihnen die ähnlichen Inhaltsstoffe wie viel Fett und wertvolles Eiweiß, Kohlenhydrate, Ballaststoffe, Mineralstoffe, Vitamine und sekundäre Pflanzenstoffe. Auch wenn botanisch gesehen Mandeln zu den Steinfrüchten, Cashews zum Steinobst und Erdnüsse zu den Hülsenfrüchten zählen, wird in der Folge vereinfachend generell von Nüssen die Rede sein.

Die DGE empfiehlt, 25 g Nüsse am Tag zu verzehren. Achten Sie darauf, die Nüsse möglichst in einem naturbelassenen Zustand zu sich zu nehmen. Aufgrund des hohen Kochsalzgehaltes sind gesalzene Nüsse möglichst zu meiden.

Mit Saaten sind die Samen von Pflanzen gemeint. Hierzu zählen Sesam-, Chia- und Leinsamen sowie Sonnenblumen- und Kürbiskerne. Saaten enthalten ebenso wie Nüsse viel gesunde Fette, Eiweiße, Vitamine, Mineralstoffe und sekundäre Pflanzenstoffe. Oft weisen sie sogar einen noch höheren Eiweißgehalt auf. Als knackige Ergänzung machen sie sich gut in Müsli, Porridge, Brot und Brötchen oder als Topping über Salaten.

Sonnenblumen- und Kürbiskerne

Sonnenblumen- und Kürbiskerne stammen überwiegend aus heimischem Anbau und enthalten viele ungesättigte Fettsäuren sowie viel Eiweiß und Vitamin E. Bei regelmäßigem Verzehr unterstützen sie die Senkung des schlechten LDL-Cholesterins im Blut. Sie enthalten auch sehr viel Magnesium, das unter anderem wichtig für die Muskelfunktion und Knochenstabilität ist.

Kürbiskerne schmecken kernig und haben es »in sich«. In Bezug auf Eiweiß sind sie mit 2,5 g pro Esslöffel den Sonnenblumenkernen ein wenig überlegen. Die enthaltenen Phytosterole wirken unterstützend bei der Senkung des Cholesterinspiegels und schützen somit das Herz. Kürbiskerne haben einen hohen Gehalt der Aminosäure Tryptophan. Aus dieser stellt der Körper das Hormon Serotonin her, was wiederum für unsere Stimmungslage wichtig ist. Knabbern Sie also zwischendurch eine Handvoll Kürbiskerne für die gute Laune.

Lein- und Chiasamen

Viele meiner Rezepte enthalten als Basiszutat Lein- oder Chiasamen. Letztere sind in Bezug auf den Gehalt an Ballaststoffen und sekundären Pflanzenstoffen den Leinsamen ähnlich. Jedoch sollten Sie zu Leinsamen greifen, da diese in unseren Gefilden angebaut werden. Leinsamen haben enorme gesundheitliche und ökologische Vorteile.

Integrieren Sie Leinsamen in Ihre tägliche Ernährung, denn sie enthalten sehr viele Ballaststoffe, Fette, Mineralstoffe und auch sekundäre Pflanzenstoffe. Diese wirken gemeinsam positiv auf die körperliche Gesundheit, was durch verschiedene Studien belegt wurde. So konnten unterstützende Wirkungen bei Krankheiten wie Diabetes, Arteriosklerose, Krebs und koronaren Herzkrankheiten festgestellt werden.

Leinsamen haben ernährungsphysiologisch betrachtet eine sehr wertvolle Nährstoffverteilung. Da sie kein Gluten enthalten, sind Sie auch für Menschen mit Gluten- oder Weizenunverträglichkeit gut geeignet. Hervorzuheben sind ihr hoher Fettgehalt von etwa 41 Prozent, der Eiweißgehalt mit 21 Prozent und der Ballaststoffgehalt mit 28 Prozent. Je nach Zucht oder geografischer Lage beim Anbau können sich die Eiweiß- und Fettgehalte jedoch unterscheiden. Auf den ersten Blick könnte man meinen, 41 Prozent Fett ist ein sehr hoher Wert, jedoch enthalten Leinsamen fast ausschließlich gesunde Fette. Die Fettsäureverteilung (Seite 54) setzt sich aus 73 Prozent mehrfach ungesättigten, 18 Prozent einfach ungesättigten und nur 9 Prozent gesättigten Fettsäuren zusammen. Vor allem der Gehalt der essenziellen Omega-3-Fettsäure Alpha-Linolensäure sticht in den Leinsamen hervor: Sie macht mehr als 50 Prozent der enthaltenen Fettsäuren aus. Somit können Sie Leinsamen und auch Leinöl als gute Quellen für einfach und mehrfach ungesättigte Fettsäuren heranziehen.

Es gibt verschiedene Produkte im Handel, die ganze oder geschrotete Leinsamen enthalten. Hierzu zählen Leinsamenmehl und -öl. Geschrotete Leinsamen können vom Darm besser verarbeitet werden. Jedoch wird dadurch die Haltbarkeit zusätzlich verkürzt. Kaufen Sie daher am besten ganze Leinsamen und zerstoßen Sie sie kurz vor dem Verzehr in einem Mörser oder mahlen Sie sie in einer Mühle.

Leinöl wird aus Leinsamen durch eine Kaltpressung gewonnen und zählt zu den sehr hochwertigen, allerdings aber auch sehr empfindlichen Ölen gegenüber Sauerstoff, Licht und Wärme. Somit eignet es sich nicht zum Braten und Kochen, allerdings sehr gut für kalte Speisen wie Salatsaucen oder auch im Müsli. Kaufen Sie es nur in kleinen Mengen und brauchen Sie es rasch auf.

Ballaststoffe Geschrotete oder ganze Leinsamen enthalten mit etwa 28 Prozent einen hohen Anteil an wasserlöslichen und wasserunlöslichen Ballaststoffen (Seite 14), welche bei der

Nüsse – knackig und gesund

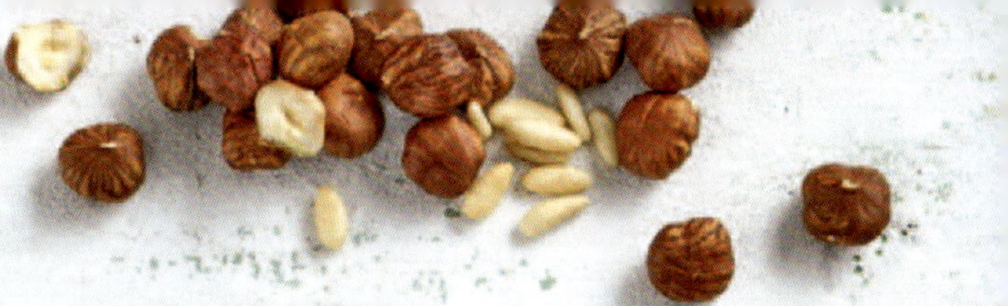

Nüsse liefern Biss und Protein ...

Nüsse lassen sich sehr gut mit Hafer kombinieren. Manche schleimig-faden Hafergerichte werden durch die knackig-frischen Nüsse erst zum Genuss. Nüsse sind besonders wichtig in der Ernährung von Vegetariern, da sie eine gute Eiweißquelle mit einer relativ hohen biologischen Wertigkeit darstellen. Spitzenreiter unter den Nüssen ist die Mandel, die zu fast 25 Prozent aus Protein besteht.

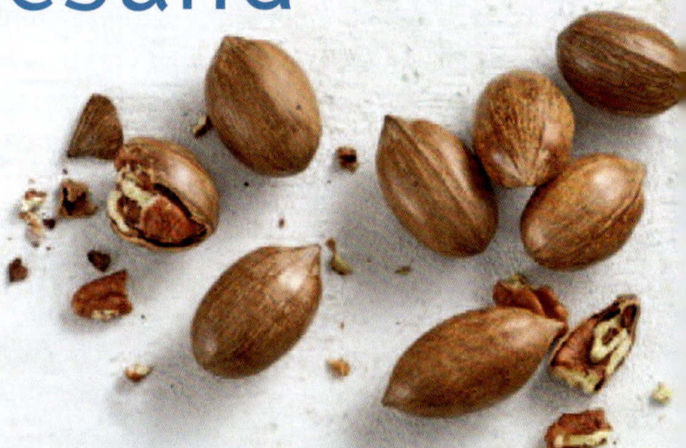

... und gesundes Fett

Zudem enthalten Nüsse viele einfach und mehrfach ungesättigte Fettsäuren und wenig gesättigte Fette (Seite 54). Sie wirken sich dadurch günstig auf unser Herz-Kreislauf-System und unsere Blutfettspiegel aus. Ein besonders vorteilhaftes Fettmuster haben Walnüsse.

Nüsse helfen beim Abnehmen

Aufgrund ihres hohen Fettanteils haben Nüsse zwar einen hohen Kaloriengehalt, dennoch begünstigen sie eine angestrebte Gewichtsabnahme, vermutlich durch ihren guten Sättigungsgrad. Die DGE empfiehlt, 25 g Nüsse am Tag zu verzehren.

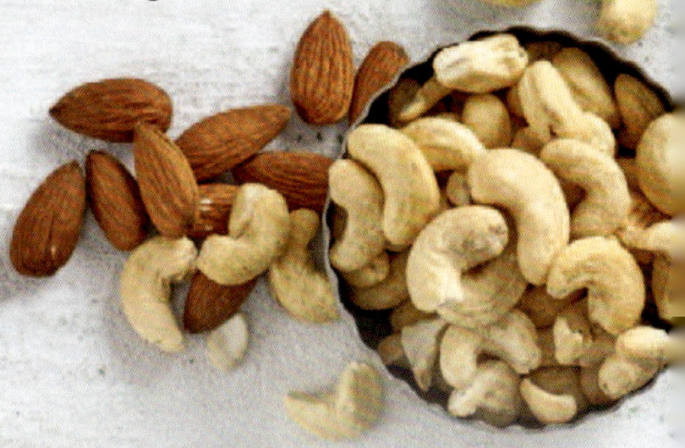

Beachten Sie: Kokosnüsse sind eher ungünstig, da sie mehr der schlechten gesättigten Fettsäuren enthalten.

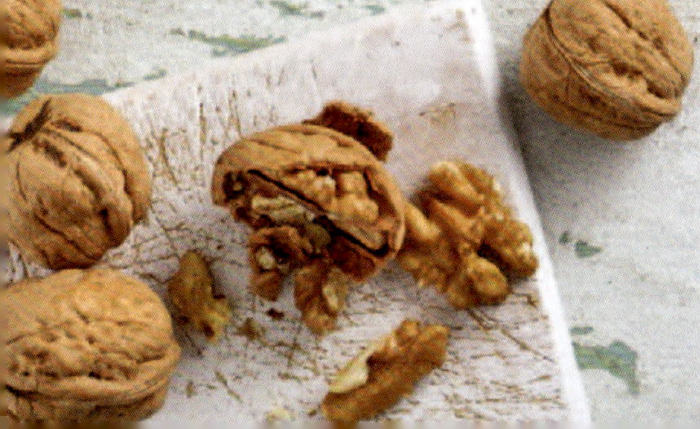

Stuhlregulierung helfen und zur Senkung des Cholesterinspiegels und Blutzuckerspiegels beitragen. Durch die enthaltenen Ballaststoffe eignen Leinsamen sich sehr gut als Verdickungsmittel und Emulgatoren und kommen in der veganen Küche auch als Ei-Ersatz zum Einsatz.

Mineralstoffe Leinsamen haben einen hohen Gehalt an Kalium, Magnesium, Kalzium und Phosphor. Mit 30 g Leinsamen pro Tag können Sie Ihren Bedarf an diesen wertvollen Stoffen zu 7–30 Prozent decken. Es lohnt sich also, die gesunden Samen in die tägliche Ernährung zu integrieren.

Sekundäre Pflanzenstoffe Sekundäre Pflanzenstoffe in Leinsamen sind vor allem die sog. Lignane. Hierbei handelt es sich um natürliche Bestandteile von Pflanzenzellen bzw. sind sie die Ausgangssubstanz für die Synthese von Lignin, welches ein wichtiger Bestandteil unserer Zellwände ist. Verschiedene Studien haben gezeigt, dass Lignane im Körper antioxidative, antibakterielle und auch antivirale Wirkungen entfalten können und sich somit positiv auf die Gesundheit auswirken. Es hat sich zudem eine unterstützende Wirkung bei kardiovaskulären Erkrankungen gezeigt.

Blausäure in Leinsamen Da Leinsamen eine relativ große Menge des giftigen Cyanids (Blausäure) enthält, sollten sie nicht übermäßig zu sich genommen werden. Kleinere Mengen sollten jedoch bedenkenlos konsumiert werden können. Achten Sie daher darauf, dass 15 g Leinsamen pro Mahlzeit nicht überschritten werden, dies entspricht etwa 1 EL. Zudem achten Sie bitte darauf, ausreichend zu den Mahlzeiten zu trinken.

In den Haferrezepten

Nüsse, Samen und Co. lassen sich mit Hafer hervorragend kombinieren und ergänzen dessen nussiges Aroma wunderbar. Als Topping für ein Müsli, im Brot oder in süßem Gebäck eignen sie sich, geben Geschmack und Crunch. Daher verwende ich sie gerne. Sie sind aber auch alleine ein gesunder Snack für zwischendurch und unterwegs.

Je nach persönlicher Präferenz können Sie eine individuelle Mischung aus verschiedenen Saaten zusammenstellen und nutzen. Im kernigen Haferbrot (Seite 84) empfehle ich eine breite Auswahl verschiedener Saaten. Durch den geringen Kohlenhydrat- und hohen Eiweißgehalt eignen sie sich auch sehr gut für die Nutzung in Eiweißbroten wie im veganen Hafer-Proteinbrot (Seite 80).

Zimt

Zimt wird aus der Rinde von Zimtbäumen gewonnen, die zu den Lorbeergewächsen zählen. Angebaut werden die Bäume hauptsächlich in Süd- und Südostasien, auf den Seychellen oder auch auf Madagaskar. Im Handel sind beide Zimtarten, Cassia und Ceylon, vertreten, wobei der sog. falsche Zimt (Cassia-Zimt) häufiger angeboten wird als Ceylon-Zimt.

Zimt mit seinem einmaligen Geschmack wird schon seit Jahrtausenden in verschiedenen Kulturen als Gewürz verwendet. In der indischen Ayurveda-Medizin und der traditionellen chinesischen Medizin (TCM) wurde Ceylon-Zimt bei der Behandlung von verschiedenen Beschwerden eingesetzt. Auch heute wird Zimt medizinisch anerkannt verwendet, etwa bei Magen-Darm-Beschwerden wie leichten Krämpfen, Völlegefühl und Blähungen sowie Appetitlosigkeit.

Inhaltsstoffe

Der Inhaltsstoff Cumarin steht mit gesundheitlichen Nachteilen in Verbindung, insbesondere beim Verzehr hoher Mengen über einen längeren Zeitraum. Dies kann zu Leberfunktionsstörungen und -schäden führen oder die Blutgerinnung beeinflussen. Das Bundesinstitut für Risikobewertung hat verschiedene Parameter für den unbedenklichen Verzehr von Zimt erfasst. Die tolerierbare Dosis an Cumarin liegt bei 0,1 mg pro kg Körpergewicht. Wird Zimt als Gewürz zum Kochen und Backen verwendet, werden diese Mengen meistens nicht überschritten. Insbesondere nicht, wenn der echte Ceylon-Zimt verwendet wird, in dem Cumarin nur in sehr geringen Mengen enthalten ist. In Cassia-Zimt hingegen kann der Gehalt bis zu 0,3 Prozent betragen. Auch der Verzehr von verarbeiteten Lebensmitteln spielt eine untergeordnete Rolle.

Zimt weist aber auch gesundheitliche Vorteile auf. Es haben sich antioxidative, antibakterielle, aber auch antiinflammatorische Wirkungen gezeigt. Diese lassen sich auf die sekundären Pflanzenstoffe und ätherischen Öle zurückführen. Letztere haben einen Anteil von etwa 0,5–2,5 Prozent. Davon macht das Zimtaldehyd bis zu 75 Prozent aus, und Ceylon-Zimt enthält zusätzlich etwa 5 Prozent Eugenol. Diese Öle sorgen für das kräftige Aroma, das wir in der Weihnachtsbäckerei so schätzen.

Zimt und Diabetes Typ 2

Zeitweise wurde Zimt von Diabetikerinnen und Diabetikern in Form von Nahrungsergänzungsmitteln alternativ oder zusätzlich zu den herkömmlichen Medikamenten gegen Diabetes eingenommen. Verschiedene Studien mit unterschiedlichen Dosierungen und über unterschiedliche Zeiträume hinweg haben die Wirkung von Zimt auf die Zuckerblutwerte untersucht. Die Ergebnisse der Studien waren nicht eindeutig bzw. nicht homogen. Zudem existieren keine Informationen über mögliche langjährige toxikologische (giftige) Folgen der Zimteinnahme. Eine Supplementierung mit Zimt kann ich daher nicht empfehlen, Sie können Zimt aber gern ohne Bedenken als Gewürz verwenden.

Mahlzeitentest

Die positiven Effekte von Hafertagen auf den Stoffwechsel können Sie mithilfe des hier beschriebenen Mahlzeitentests einfach selbst überprüfen.

Beim Mahlzeitentest wird der Verlauf der Zuckerwerte nach (zuckerreichen) Mahlzeiten beobachtet. Ich empfehle den Test insbesondere Menschen, bei denen die Diagnose Diabetes oder »erhöhte Zuckerwerte nach dem Essen« (Glucosetoleranzstörung) gestellt wurde. Grundsätzlich können aber auch Stoffwechselgesunde den im Folgenden beschriebenen Mahlzeitentest durchführen. Auch bei ihnen steigt der Zucker nach dem Essen an, allerdings ist dieser Anstieg geringer.

Blutzuckermessgerät

Wenn Sie nicht schon eins haben, sollten Sie sich für den Mahlzeitentest ein Blutzuckermessgerät anschaffen. Die meisten Menschen mit Diabetes, insbesondere wenn sie beim Arzt an einer Diabetes-Schulung teilnehmen, besitzen bereits ein solches Gerät und nutzen es mehr oder weniger regelmäßig. Blutzuckermessgeräte können günstig erworben oder bei den Herstellern kostenlos angefordert werden. Bei einer Insulintherapie übernehmen nach ärztlicher Verordnung Krankenkassen die Kosten für Blutzuckermessgeräte und -teststreifen.

Gewebesensor

Alternativ zur Blutzuckermessung gibt es Systeme, die den Zuckerwert im (Unterhautfett-)Gewebe messen. Diese werden als Gewebesensoren oder kontinuierliche Glucose-Mess-Systeme bzw. CGM-Systeme bezeichnet. Im Unterschied zur Blutzuckermessung erfolgt die Bestimmung im Gewebe kontinuierlich und ohne Unterbrechung. Bei einem Teil der

Patientinnen und Patienten mit Diabetes werden CGM-Systeme von den Krankenkassen bezahlt. Hierfür müssen allerdings zahlreiche Voraussetzungen erfüllt sein, wie nach aktuellem Stand z. B. das Spritzen von Insulin mehrmals täglich vor den Mahlzeiten.

Lieblingsmahlzeit wählen

Für den Mahlzeitentest wählen Sie eine Ihrer Lieblingsmahlzeiten aus, von der Sie vermuten, dass sie die Zuckerwerte stark ansteigen lässt. Beispiele für Lebensmittel, die einen starken Zuckeranstieg hervorrufen, sind Getränke mit (Frucht-) Zucker, Weingummis, helle Brötchen, Nudeln usw. Ungeeignet für den Test sind dagegen Lebensmittel, die neben Zucker auch viel Fett enthalten, wie Schokolade. Grundsätzlich können Mahlzeitentests zu jeder beliebigen Tageszeit durchgeführt werden. Allerdings kann die Zuckerkurve je nach Tageszeit (und damit Insulinempfindlichkeit) unterschiedlich verlaufen. Um mehrere Mahlzeitentests miteinander vergleichen zu können, empfiehlt es sich daher, immer die gleiche Tageszeit zu wählen. Bei den meisten Menschen ist der Zuckeranstieg nach dem Frühstück am höchsten. Daher sollten Sie die Mahlzeitentests – wenn möglich – am Vormittag durchführen.

Durchführung des Mahlzeitentests

Messen Sie zuerst Ihren Blutzucker bzw. lesen Sie Ihren Gewebezuckerwert ab und notieren Sie den jeweiligen Wert. Essen Sie anschließend die gewählte Mahlzeit (wie oben beschrieben). Beobachten Sie den Zuckerverlauf nach der Mahlzeit und notieren Sie den höchsten Wert. Meist wird dieser 1 bis 2 Stunden nach der Mahlzeit beobachtet.

Außer Essen und Trinken haben noch zahlreiche weitere Faktoren Einfluss auf den Zuckerverlauf. Hierzu zählen körperliche Aktivität, Alkoholkonsum und Hungern. Daher sollten beim Mahlzeitentest folgende Regeln beachtet werden:

Vor dem Mahlzeitentest ...

- keinen Alkohol trinken (in den letzten 12 Std.)
- nicht fasten (in den letzten 12 Std.)
- keinen übermäßigen Sport und keine starke körperliche Aktivität ausführen (in den letzten 12 Std.)
- keine Mahlzeit und kein Insulinbolus zuführen (in den letzten 4 Std.)
- keine zuckerhaltigen Getränke trinken (in den letzten 4 Std.)

Während des Mahlzeitentests ...

- Menge und Nährstoffe der Mahlzeit nachschlagen oder schätzen
- nur die Test-Mahlzeit essen bzw. trinken (Hinweis: danach nichts anderes essen oder trinken, mit Ausnahme von Wasser, ungesüßtem Tee oder schwarzem Kaffee)
- keinen Sport und keine starke körperliche Aktivität ausführen (mit Ausnahme der zu dieser Tageszeit üblichen Aktivitäten)

Nach den Hafertagen den Test wiederholen

Im nächsten Schritt führen Sie an einem der nächsten Tage einen oder besser zwei Hafertage hintereinander durch. Wiederum einige Tage nach den Hafertagen wiederholen Sie den Mahlzeitentest. Achten Sie dabei darauf, dass der zweite Mahlzeitentest dem ersten Test so weit wie möglich ähnelt.

Achten Sie dabei insbesondere auf:

- Menge und Zusammensetzung der Mahlzeit
- Tageszeit
- Zuckerwert vor der Mahlzeit
- Einhalten der Regeln vor und während der Durchführung

Gehen Sie analog wie beim ersten Mahlzeitentest vor. Beobachten Sie den Zuckerverlauf nach der Mahlzeit. Notieren Sie sich den Zuckerwert vor der Mahlzeit sowie den höchsten Wert nach der Mahlzeit. Achten Sie dabei nicht nur auf die absoluten Zuckerwerte, sondern beachten Sie vor allem den Anstieg der Zuckerwerte nach der Mahlzeit.

Vergleichen Sie nun den Anstieg der Zuckerwerte beim ersten und zweiten Mahlzeitentest miteinander. In der Mehrzahl der Fälle werden Sie feststellen, dass beim zweiten Mahlzeitentest (nach den Hafertagen) der Zuckeranstieg geringer ist als beim ersten Mahlzeitentest.

Checkliste

Hier finden Sie einen Überblick darüber, was Sie Schritt für Schritt machen müssen.

Ablauf des Mahlzeitentests:

- Zuckermessgerät besorgen/bereitlegen
- (zuckerreiche) Mahlzeit auswählen
- 1. Mahlzeitentest
- Hafertage
- 2. Mahlzeitentest
- Vergleich der beiden Zuckerkurven

Tipp: Wenn Sie möchten, können Sie auch während der Hafertage und/oder mit Haferspeisen Mahlzeitentests durchführen.

Hinweis zu den Rezepten

Die Nährstoffangaben bei den nachfolgenden Haferrezepten werden so abgekürzt:

- kcal = Kilokalorien
- F = Fett
- GFS = gesättigte Fettsäuren
- KH = Kohlenhydrate
- Z = Zucker
- BST = Ballaststoffe
- E = Eiweiß

BE / KE

Die Nährwerte der Rezepte enthalten bewusst keine Angaben zu Broteinheiten (BE) oder Kohlenhydrateinheiten (KE), da diese Einheiten nur für Patienten mit Diabetes mellitus relevant sind, dieses Buch aber auch viele andere gesundheitsbewusste Menschen anspricht. Wenn diese Angaben für Sie relevant sind, können Sie sie problemlos selbst berechnen: Es gibt zwei unterschiedliche Varianten zur Berechnung der Kohlenhydratmengen - die Broteinheiten (BE) und die Kohlenhydrateinheiten (KE). 1 BE entspricht 12 g Kohlenhydrate und 1 KE entspricht 10 g Kohlenhydrate.

In dem Buch haben wir die Mengenangaben der sieben deklarationspflichtigen Nährstoffe angegeben und um das Beta-Glucan des Hafers ergänzt. Aus der Angabe der Kohlenhydrate im Buch können Sie die BE oder die KE je nach der individuellen verzehrten Portionsgröße selbst berechnen.

Hinweis für Menschen mit Insulintherapie

Langwirksame Insuline beeinflussen den Anstieg der Zuckerkurve nach dem Essen nur wenig. Wenn dagegen vor der Mahlzeit ein schnellwirksames Insulin gespritzt wird, hat dies maßgeblichen Einfluss auf den anschließenden Zuckerverlauf. In diesen Fällen fragen Sie vorab Ihren Arzt zur Durchführung und Interpretation der Mahlzeitentests.

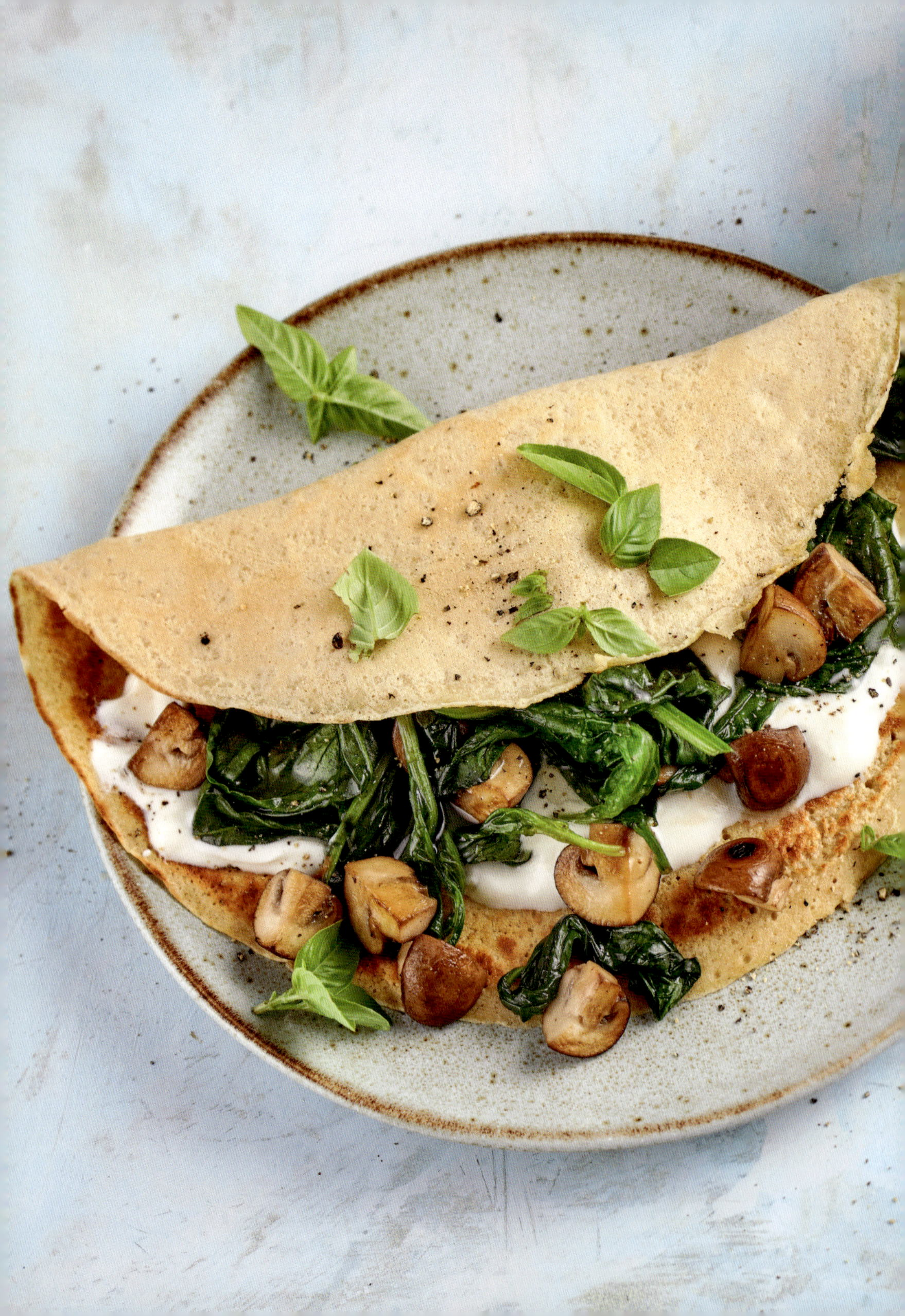

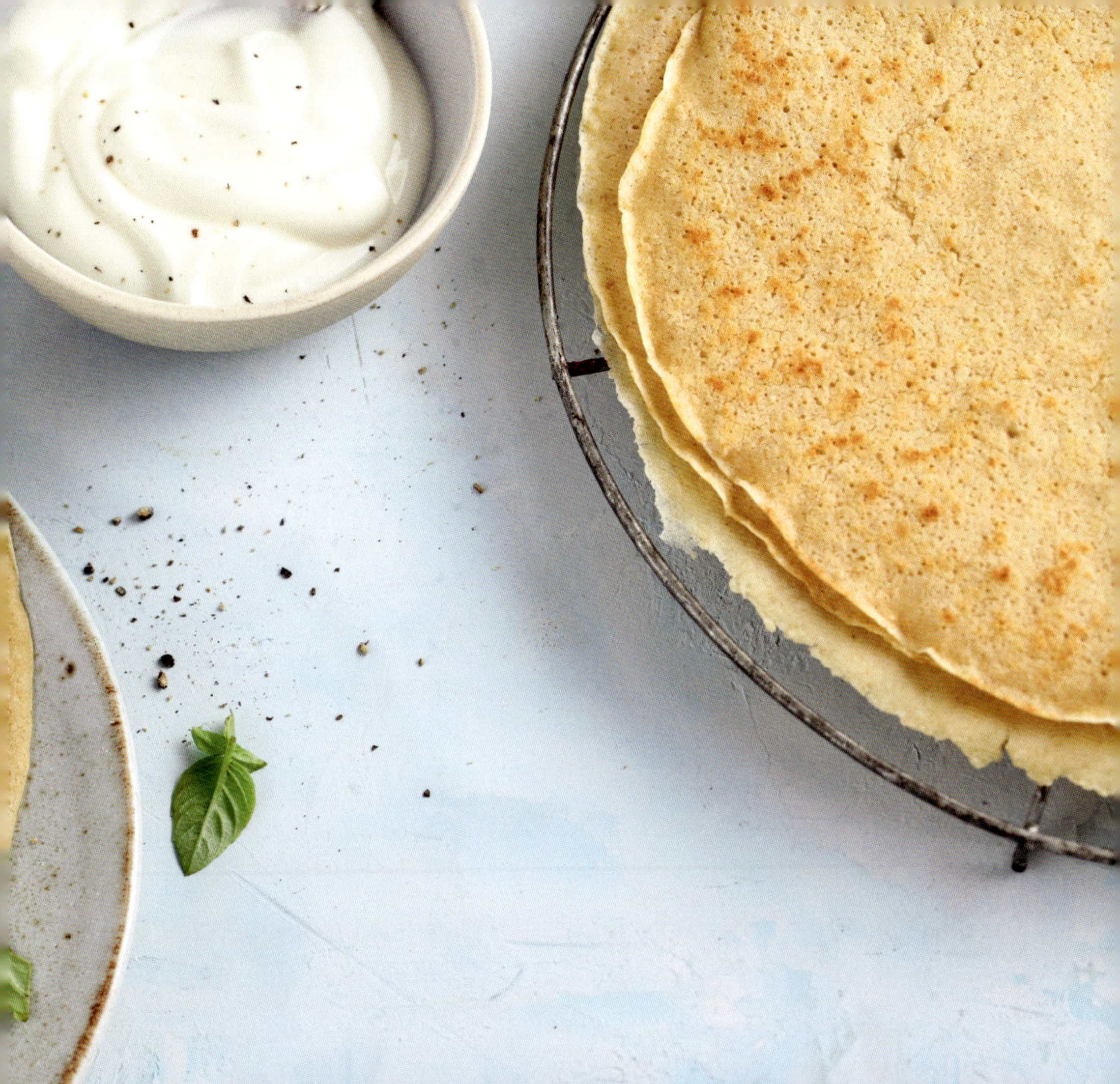

Die Haferrezepte

Hier finden Sie neben Rezepten für die strengen, gemäßigten und individuellen Hafertage viele leckere Hafergerichte für eine abwechslungsreiche Ernährung.

Hafertage

Strenge Hafertage

» Es wird zwischen strengen, gemäßigten und individuellen Hafertagen unterschieden (Seite 32, 33 und 37). Im Folgenden möchte ich Ihnen beispielhaft je eine Variation der Hafertage mit Nährwertangaben vorstellen.

vegan, glutenfrei
Für 1 Portion à 580 g
10 Min. + 10 Min. Einweichzeit

500 ml Gemüsebrühe oder Wasser • 75 g Haferflocken • frische Kräuter nach Geschmack

- Gemüsebrühe oder Wasser kurz aufkochen, Haferflocken einrühren und ca. 10 Min. quellen lassen.
- Frische Kräuter hinzugeben und die Haferspeise noch warm verzehren.

Nährwerte pro Portion
285 kcal • 6 g F (0,8 g GFS) • 45 g KH • 0,8 g Z • 8 g Ballaststoffe • 10 g E • 0,08 g Salz • 3,4 g Beta-Glucan

Gemäßigte Hafertage – mit herzhafter Möhre

» Etwas Möhre rundet die Mahlzeit ab. Je nachdem, wie fein sie geraspelt wird, kann sie der Speise auch Biss verleihen. Schmeckt warm und kalt.

vegan, glutenfrei
Für eine Portion à 625 g
10 Min. + 10 Min. Einweichzeit

50 g Möhre • 500 ml Wasser • 75 g Haferflocken • Pfeffer • frische Kräuter und Gewürze nach Geschmack

- Möhre fein raspeln. Wasser kurz aufkochen, Haferflocken und Möhre einrühren und ca. 10 Min. quellen lassen.
- Mit Pfeffer, Kräutern und Gewürzen nach Geschmack würzen. Die Haferspeise warm oder kalt verzehren.

Nährwerte pro Portion
300 kcal • 6 g F (1,0 g GFS) • 48 g KH • 4 g Z • 9 g BST • 11 g E • 0,13 g Salz • 3,4 g Beta-Glucan

Variante: Alternativ 50 g Lauch klein schneiden, mit dem Wasser aufkochen. Dann wie beschrieben fertigstellen.

Für gemäßigte Hafertage mit Beeren das Wasser aufkochen, Haferflocken einrühren und ca. 10 Min. quellen lassen. Anschließend 25 g Beeren unterrühren.

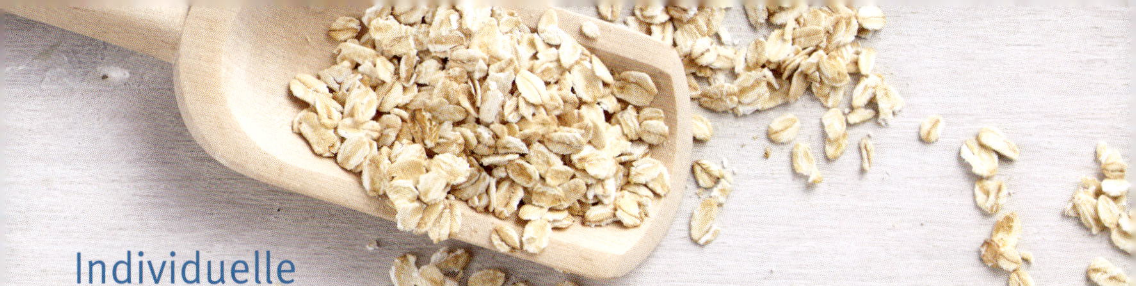

Individuelle Hafertage – Apfel-Zimt

» Diese Haferspeise kann warm oder kalt gegessen werden. So eignet sie sich auch wunderbar fürs Büro zum Mitnehmen (Foto s. Cover).

vegan, glutenfrei
Für 1 Portion à 600 g
⏲ 10 Min. + 10 Min. Einweichzeit

500 ml Wasser • 75 g Haferflocken • 1 Stück Apfel (25 g) • 1 TL Zimt • 1 TL Erythrit

- Wasser kurz aufkochen, Haferflocken einrühren und ca. 10 Min. quellen lassen.

- Apfel reiben oder in Scheiben schneiden. Zimt, Erythrit und Apfel unter die Haferspeise rühren. Geriebenen Apfel untermengen oder Apfelscheiben auflegen. Die Haferspeise warm oder kalt verzehren.

Nährwerte pro Portion
320 kcal • 6 g F (0,8 g GFS) • 58 g KH • 4 g Z • 13 g BST • 10 g E • 0,32 g Salz • 3,4 g Beta-Glucan

Variante: Für individuelle Hafertage mit süßer Möhre 50 g Möhre fein raspeln, das Wasser aufkochen, Haferflocken und Möhre einrühren und 10 Min. quellen lassen. Je 1 TL Zimt und Erythrit einrühren.

Für individuelle Hafertage mit Kakao das Wasser zum Kochen bringen, Haferflocken einrühren und 10 Min. quellen lassen. Je 1 TL Kakao und Erythrit einrühren. 20 g Zartbitterschokolade hacken und untermengen.

Tipp: Man kann die an individuellen Hafertagen bereiteten Haferspeisen variieren, z. B für den besonderen Geschmack Nüsse und Minze darüberstreuen. Oder Sie ersetzen den Apfel durch Beeren oder Gemüse nach Wahl.

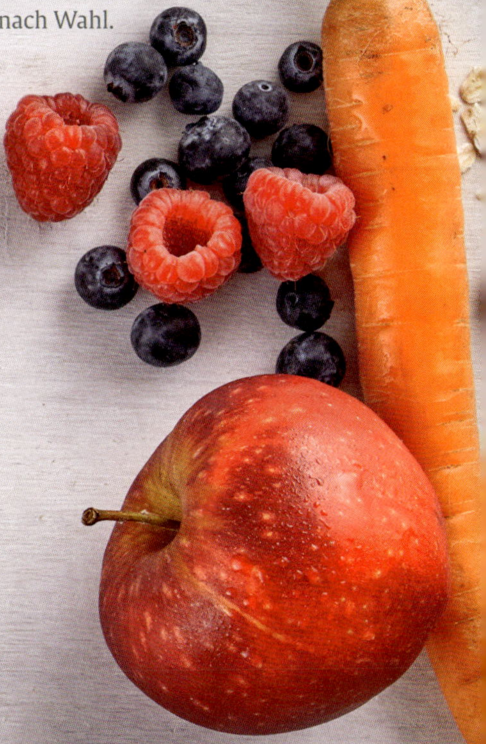

Grundrezepte

Klassischer Haferdrink

» Der Haferdrink muss nicht im Supermarkt gekauft werden. Er kann auch selbst hergestellt werden und ist im Kühlschrank einige Tage haltbar.

vegan, glutenfrei
Für 1 l
15 Min. + 20 Min. Einweichzeit

100 g Haferflocken • 1 l Wasser • 1 Prise Salz • 1 Stück Dattel (optional)

- Die Haferflocken im Wasser 20 Min. einweichen.

- Salz und optional Dattel hinzugeben und alles im Hochleistungsmixer 2–3 Min. mixen.

- Den fertigen Drink durch ein feines Sieb oder einen Nussmilchbeutel gießen und die Reste gut ausdrücken.

- Zur Aufbewahrung den Drink in einer Flasche im Kühlschrank lagern.

Hafermehl

» Man kann Hafermehl in ausgewählten Supermärkten, Drogerieläden oder im Internet kaufen, es lässt sich aber auch ganz einfach selbst herstellen.

vegan, glutenfrei
Für eine beliebige Menge Mehl
5 Min.

zarte Haferflocken

- Die gewünschte Menge an Haferflocken in ein hohes Gefäß geben und mit dem Pürierstab fein mixen. Alternativ im Hochleistungsmixer zerkleinern.

Tipp: Besonders leistungsstarke Mixer schaffen es auch, das ganze Haferkorn zu Mehl zu verarbeiten.

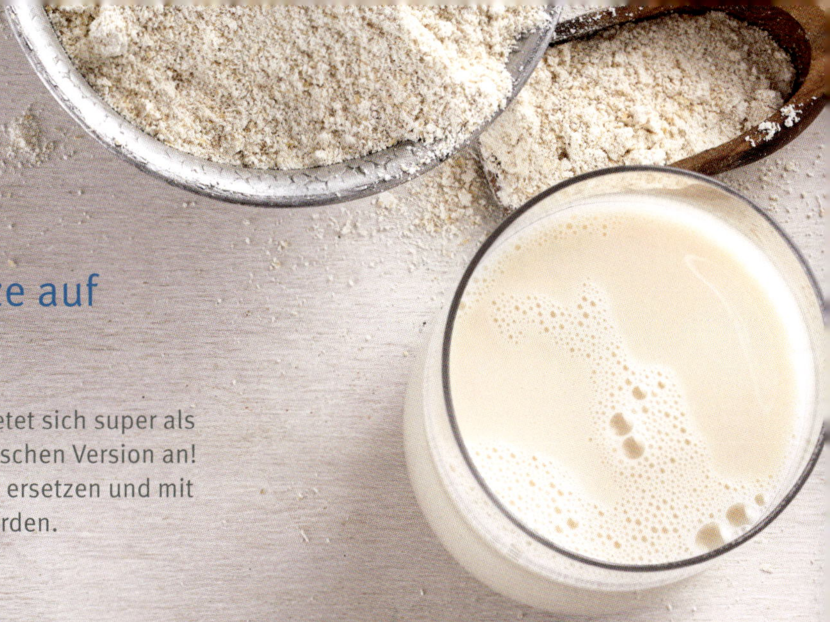

Mehlschwitze auf Haferbasis

» Die Mehlschwitze bietet sich super als Alternative zur klassischen Version an! Sie kann diese meist ersetzen und mit Gewürzen variiert werden.

vegan, glutenfrei
Für 4 Portionen à 160 g
10 Min.

3 EL Rapsöl • 40 g Hafermehl • 500 ml Gemüsebrühe • 60 g Haferdrink • Salz, Pfeffer • Muskatnuss (optional)

- Öl in einem Topf erhitzen. Hafermehl einrühren und etwas anschwitzen.

- Brühe und Haferdrink nach und nach mit dem Schneebesen unterrühren. Alles ca. 5 Min. unter Rühren köcheln lassen.

- Die Sauce je nach Wunsch mit Salz, Pfeffer und ggf. etwas Muskat abschmecken.

Nährwerte pro Portion
110 kcal • 8 g F (0,7 g GFS) • 7 g KH • 0 g Z • 1 g BST • 2 g E • 1,8 g Salz • 0,5 g Beta-Glucan

BROT, BRÖTCHEN & AUFSTRICHE

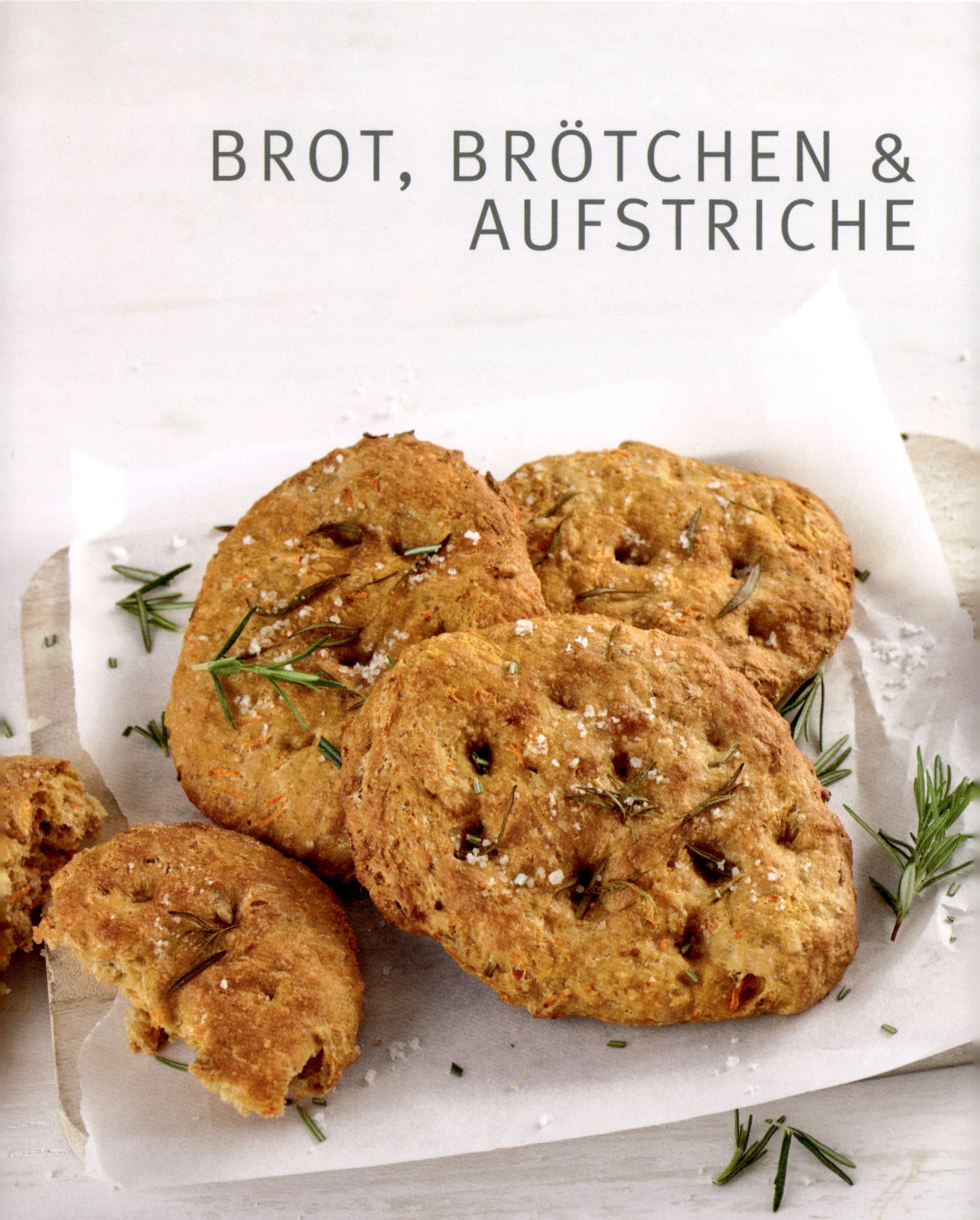

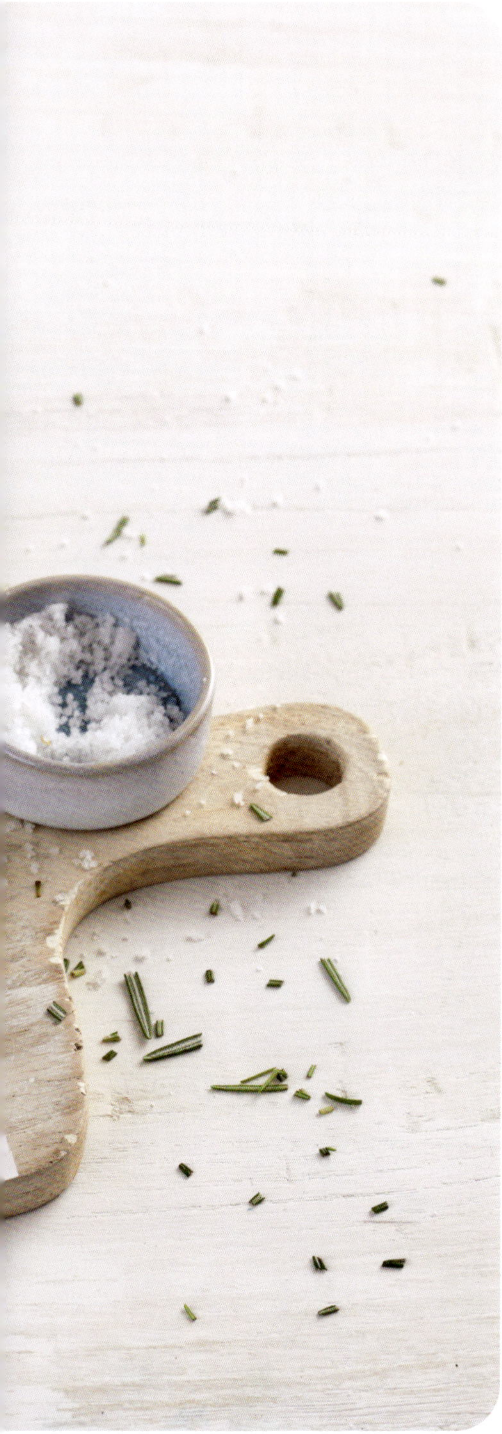

Bäckereien bieten eine große Auswahl an Broten und Brötchen an, allerdings nur selten auf Haferbasis. Meist dient der Hafer lediglich als Deko. Meine Rezepte reichen vom Hafer-Quark- und Hafer-Dinkel-Brot bis hin zum neu kreierten Hafer-Proteinbrot. Allen gemein ist der hohe Ballaststoffanteil. Das Hafer-Quark-Brot enthält zusätzlich viel Eiweiß, was eine flachere Zuckerkurve zur Folge hat und insbesondere bei Diabetes interessant ist. Ähnliches gilt für das Hafer-Proteinbrot, das sogar vegan ist. Wer über das Brot möglichst viel Beta-Glutan zu sich nehmen möchte, dem empfehle ich das Haferkleie-Brot.

Übrigens: Selbst gebackene Haferbrote und -brötchen sind nicht nur gesund, sondern duften beim Backen herrlich und haben eine knusprige Kruste. Warm gegessen ein Genuss für alle Sinne.

Hafer gehört aber nicht nur ins, sondern auch aufs Brot! Die Hafer-Brotaufstriche sind einfach und schnell gemacht. Der Hafer-Kakao-Aufstrich schmeckt lecker schokoladig, ist aber durch den geringen Zuckeranteil gesund und ballaststoffreich. Die herzhaften Haferaufstriche mit Möhren oder Meerrettich erhalten durch Kräuter viel Aroma. Durch den Aufstrich wird das Brot so saftig, dass Sie die Butter oder Margarine weglassen können.

« Krosse Focaccia-Brötchen (Seite 85)

Hafer-Basisbrot – der Klassiker

» Selbst gebackenes Brot schmeckt oft viel besser als gekauftes und verbreitet seinen leckeren Duft in der Küche.

vegan, glutenfrei

Für 1 Brot (1000 g), je Scheibe 60 g

15 Min. + ca. 40–50 Min. Ruhezeit + 40 Min. Backzeit

- 1 Würfel Hefe
- 1 TL Ahornsirup
- 450 ml Haferdrink, lauwarm
- 450 g Hafermehl
- 115 g Haferflocken
- 45 g Leinsamen, geschrotet
- 1 geh. TL Salz
- ca. 180ml Wasser, lauwarm
- Nüsse und Samen zum Bestreuen (optional)

● Den Ofen auf 200 Grad (Umluft: 180 Grad) vorheizen. Hefe mit Ahornsirup und Haferdrink anrühren und für ca. 10 Min. stehen lassen.

● Alle trockenen Zutaten vermengen, mit Wasser und Hefemischung verkneten. Bei Bedarf mehr Wasser hinzufügen, bis der Teig homogen und glatt ist. Diesen abgedeckt 30–40 Min. an einem warmen Ort gehen lassen.

● Nochmals durchkneten, einen Brotlaib formen und ggf. mit gehackten Nüssen und Samen bestreuen. Das Brot ca. 40 Min. backen und vor dem Servieren abkühlen lassen.

Nährwerte pro Scheibe

120 kcal • 3 g F (0,4 g GFS) • 18 g KH • 1 g Z • 4 g BST • 4 g E • 0,45 g Salz • 1,2 g Beta-Glucan

Hafer-Dinkel-Vollkornbrot

›› Mit seinem nussigen Aroma wird Dinkel immer beliebter und darf natürlich in meiner Rezeptsammlung nicht fehlen.

vegan

Für 1 Brot (750 g), je Scheibe 60 g

⏲ 15 Min. + 65 Min. Ruhezeit + 50–60 Min. Backzeit

100 g Haferflocken • 100 g Hafermehl • 275 g Dinkelmehl (Type 1050) • 50 g Leinsamen • 2 TL Salz • 1 Würfel Hefe • 150 ml Wasser, lauwarm • 150 ml Haferdrink • 2 EL Rapsöl

- Trockene Zutaten vermengen. Restliche Zutaten hinzufügen und alles in 5 Min. zu einem homogenen Teig verarbeiten. Diesen abgedeckt 20 Min. an einem warmen Ort gehen lassen. Dann weitere 5 Min. durchkneten.

- In eine mit Backpapier ausgelegte Kastenform geben und 45 Min. gehen lassen.

- Das Brot im nicht vorgeheizten Ofen bei 180 Grad (Umluft: 160 Grad) 50–60 Min. backen.

Nährwerte pro Scheibe

145 kcal • 4 g F (0,4 g GFS) • 21 g KH • 0 g Z • 4 g BST • 5 g E • 1,35 g Salz • 0,6 g Beta-Glucan

Hafer-Quark-Brot

›› Durch den Quark erhöht sich der Eiweißgehalt des Brotes, was sich positiv auf den Muskelaufbau auswirkt.

vegetarisch, glutenfrei

Für 1 Brot (750 g), je Scheibe 60 g

⏲ 15 Min. + 2 Std. Ruhezeit + 70 Min. Backzeit

10 g frische Hefe • ca. 100 ml Wasser, lauwarm • 1 TL Ahornsirup • 250 g kernige Haferflocken • 250 g zarte Haferflocken • 250 g Magerquark • 1 geh. TL Salz

- Hefe im Wasser auflösen und Ahornsirup hinzufügen. Alle Zutaten zu einem festen Teig verkneten, ggf. zusätzlich 100–200 ml Wasser zufügen. Der Teig lässt sich schwer kneten.

- Den Teig abgedeckt 2 Std. gehen lassen, dann erneut durchkneten. Den Ofen auf 180 Grad (Umluft: 160 Grad) vorheizen.

- Aus dem Teig einen Laib formen und ca. 70 Min. backen.

Nährwerte pro Scheibe

145 kcal • 3 g F (0,4 g GFS) • 22 g KH • 2 g Z • 4 g BST • 7 g E • 0,72 g Salz • 1,5 g Beta-Glucan

Veganes Hafer-Proteinbrot

» Die große Menge an Protein erleichtert den Muskelaufbau. Das Brot ist aber auch für die Geschmacksnerven ein Highlight.

vegan, glutenfrei

Für 1 Brot (750 g), je Scheibe 60 g

15 Min. + 60 Min. Ruhezeit + ca. 60–80 Min. Backzeit

- 100 g Saaten und/oder Nüsse, gehackt
- 90 g Leinsamen, geschrotet
- 2 EL Chiasamen
- 4 EL Flohsamenschalen
- 400 ml Wasser
- 100 g Hafermehl
- 50 g Haferflocken
- 100 g veganes Proteinpulver (Mungobohnenprotein)
- 1½ TL Salz
- 3 TL Ahornsirup
- 1 EL Rapsöl
- 2 TL Backpulver
- frische Kräuter nach Geschmack

● Saaten, Nüsse, Leinsamen, Chiasamen, Flohsamenschalen und Wasser mischen. Alles ca. 30 Min. quellen lassen.

● Restliche Zutaten hinzugeben und alles zu einem Teig verkneten. Diesen ca. 30 Min. an einem warmen Ort gehen lassen. Den Ofen auf 200 Grad (Umluft: 180 Grad) vorheizen.

● Den Teig in eine mit Backpapier ausgelegte Kastenform geben und 60–80 Min. backen. Vor dem Servieren vollständig auskühlen lassen.

Nährwerte pro Scheibe

130 kcal • 6 • 3 g F (0,6g GFS) • 9 g KH • 2 g Z • 4 g BST • 8 g E • 1,55 g Salz • 0,8 g Beta-Glucan

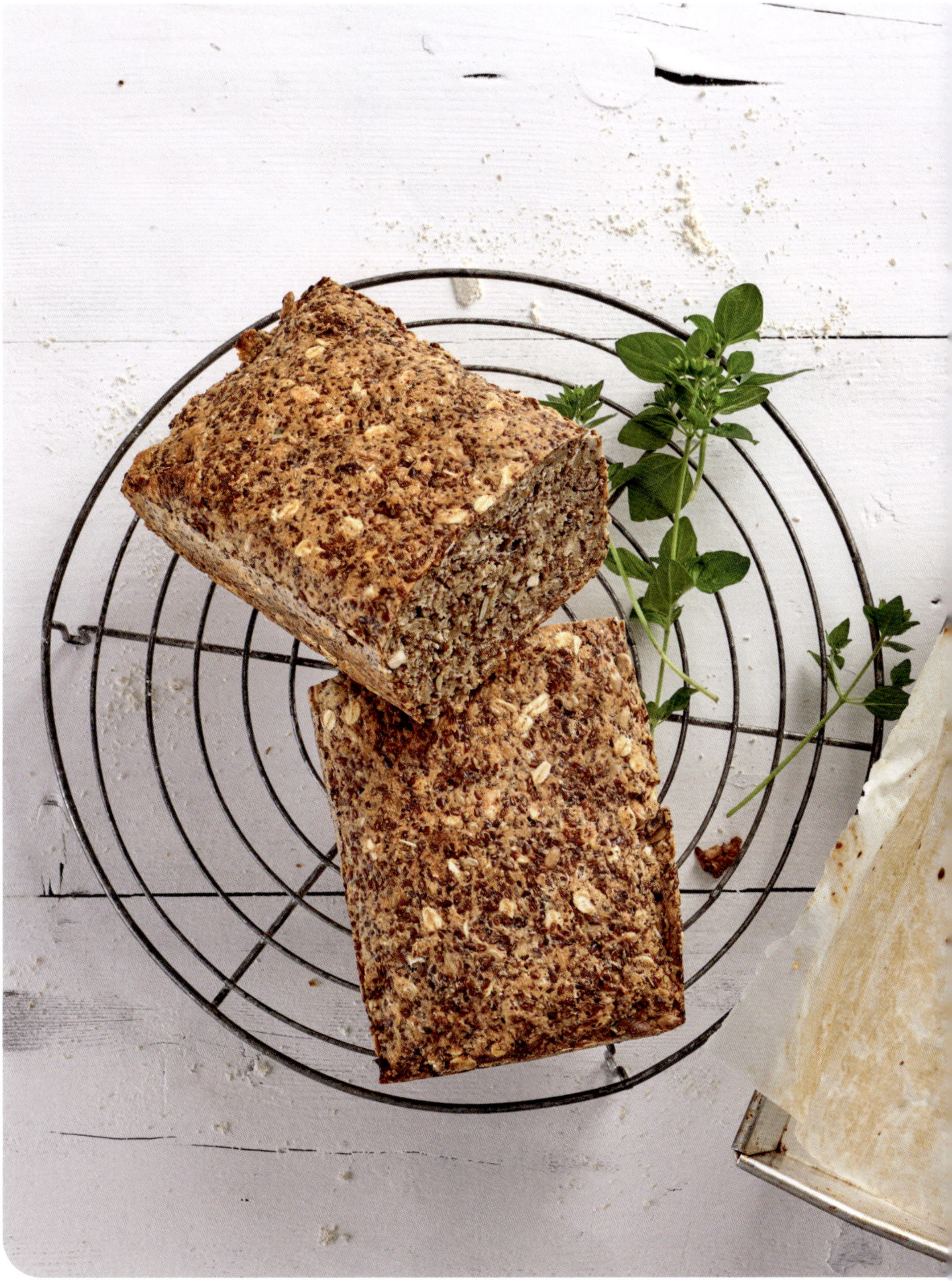

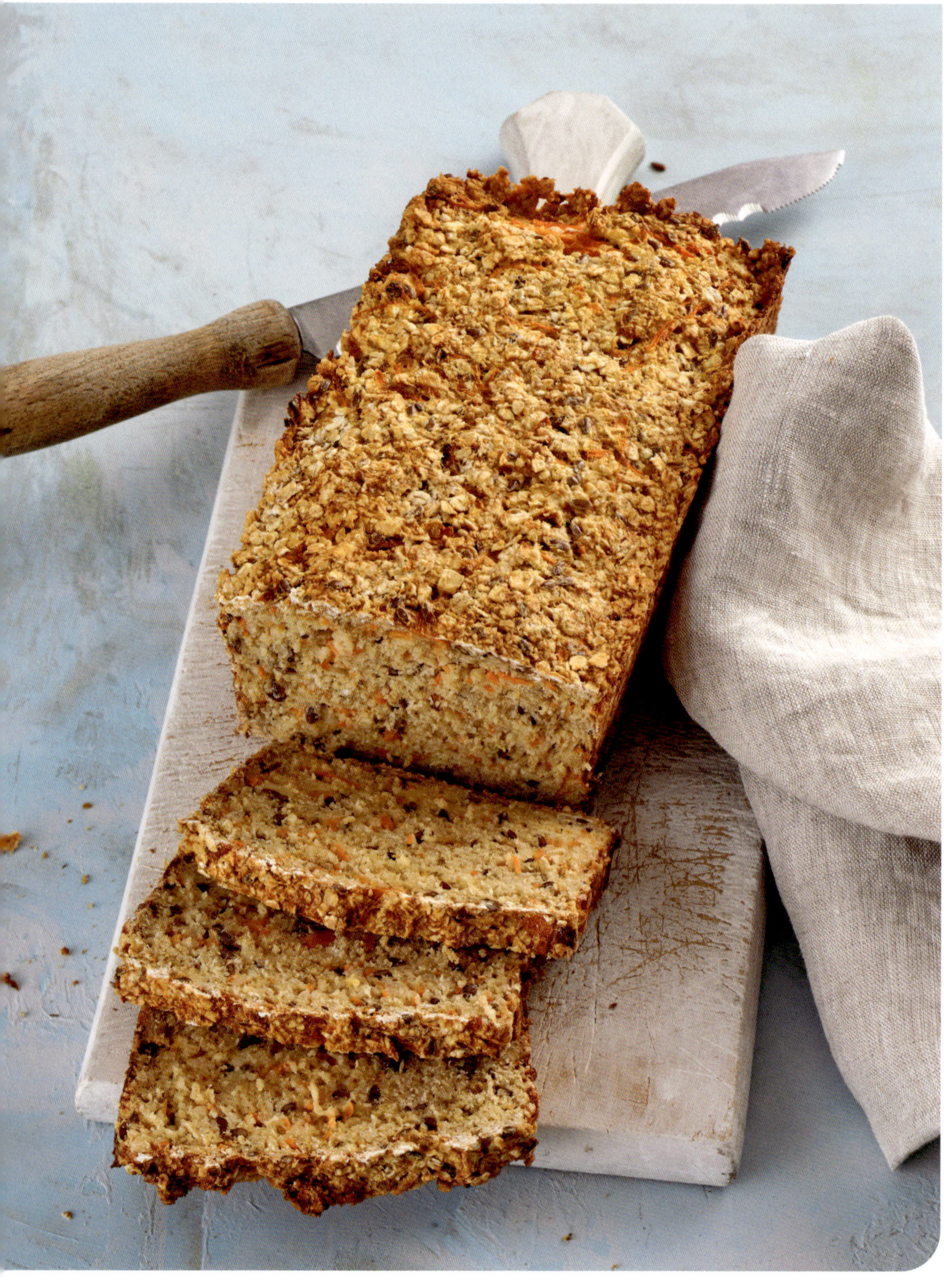

Hafer-Möhren-Quark-Brot

» Durch die Möhren und den Quark erhält dieses Brot noch mal ein ganz neues und saftiges Aroma – eine Wohltat für den Gaumen.

vegetarisch, glutenfrei
Für 1 Brot (750 g), je Scheibe 60 g
⏲ 10 Min. + 50–60 Min. Backzeit

100 g Möhren • 2 Eier • 250 g Magerquark • 1 TL Salz • 1 TL Backpulver • 250 g Haferflocken • 25 g Leinsamen

- Den Backofen auf 180 Grad (Umluft: 160 Grad) vorheizen.

- Möhren schälen und fein raspeln. Eier verquirlen, mit Quark, Salz, Backpulver und Möhren vermengen. Haferflocken und Leinsamen gut unterrühren.

- Die Masse in eine Kastenform füllen und 50–60 Min. backen.

Nährwerte pro Scheibe
115 kcal • 3 g F (0,6 g GFS) • 13 g KH • 1 g Z • 3 g BST • 6 g E • 0,47 g Salz • 0,9 g Beta-Glucan

Variante: Sie können klein gehackte Walnüsse, Chiasamen, Saaten oder ähnliches hinzufügen. Die Möhren können Sie durch Zucchini ersetzen oder beides mischen.

Haferkleie-Brot

» Haferkleie ist reich an Ballaststoffen, die Walnüsse verleihen dem Ganzen ein besonderes Aroma. Das Brot ist also gesund und lecker.

vegetarisch, glutenfrei
Für 1 Brot (1000 g), je Scheibe 60 g
⏲ 10 Min. + 15 Min. Einweichzeit + 70 Min. Backzeit

100 g Walnüsse • 100 g Haferkleie • 500 g Magerquark • 4 Eier • 2 TL Backpulver • 100 g neutrales Proteinpulver • 100 g Leinsamen • 1 TL Salz

- Den Ofen auf 190 Grad (Umluft: 170 Grad) vorheizen. Walnüsse klein hacken. Alle Zutaten vermengen und 15 Min. quellen lassen.

- Anschließend in eine Kastenform füllen und 70 Min. backen. Vor dem Servieren auskühlen lassen.

Nährwerte pro Scheibe
130 kcal • 7 g F (0,9 g GFS) • 6 g KH • 1 g Z • 3 g BST • 11 g E • 0,84 g Salz • 0,4 g Beta-Glucan

Kerniges Haferbrot

›› Für alle Nussliebhaber ist dieses Rezept perfekt. Die Walnüsse und die Sonnenblumenkerne knuspern schön beim Genießen dieses Brotes.

vegan, glutenfrei
Für 1 Brot (750 g), je Scheibe 60 g
10 Min. + 15 Min. Einweichzeit + 40 Min. Backzeit

200 g Haferkleie • 50 g Kichererbsenmehl • 50 g Flohsamenschalen • 50 g Leinsamen • 70 g Chiasamen • 50 g Walnüsse • 100 g Sonnenblumenkerne • 100 g Kürbiskerne • 1 Pck. Backpulver • 4 EL Olivenöl • 500 ml Wasser, lauwarm • 2 TL Salz

- Den Ofen auf 195 Grad (Umluft: 175 Grad) vorheizen. Alle Zutaten zu einem festen Teig verkneten. Diesen ca. 15 Min. quellen lassen.

- Zu einem Brotlaib formen und ca. 40 Min. backen. Etwas abkühlen lassen.

Nährwerte pro Scheibe
170 kcal • 11 g F (1,3 g GFS) • 11 g KH • 0 g Z • 6 g BST • 7 g E • 1 g Salz • 0,8 g Beta-Glucan

Pfannenbrot aus Haferflocken

›› Wenn man nicht viel Zeit hat und trotzdem schnell etwas essen möchte, eignet sich dieses Brot perfekt. Es dauert nicht lange und schmeckt lecker.

vegetarisch, glutenfrei
Für 12 Fladenbrote à 65 g
40 Min.

320 g Haferflocken (oder Hafermehl) • 260 g Quark • 2 TL Backpulver • 1 TL Salz • 1 TL Gewürze (z. B. Kümmel, Paprika, Rosmarin) • 80 ml Wasser • 80 g gehackte Walnüsse (optional)

- Haferflocken im Mixer oder mit dem Pürierstab fein zerkleinern. Mit Quark, Backpulver, Salz und Gewürzen vermengen. Wasser zugeben und alles zu einem festen Teig verkneten. Walnüsse einarbeiten.

- Den Teig in 12 Portionen teilen und rund ausrollen. Eine beschichtete Pfanne auf mittlerer Stufe erhitzen und die Brote darin ca. 10 Min. backen. Nach 5 Min. wenden.

Nährwerte pro Brot
160 kcal • 6 g F (0,7 g GFS) • 18 g KH • 1 g Z • 3 g BST • 7 g E • 0,99 g Salz • 1,2 g Beta-Glucan

Krosse Focaccia-Brötchen

›› Diese leckeren Brötchen bekommen durch die Möhren ein ganz besonderes Aroma. Nach der krossen Kruste überrascht das fluffige Innere.

vegan

Für 8 Brötchen à 160 g

⏲ 30 Min. + 60 Min. Ruhezeit + 18 Min. Backzeit

- 450 g Dinkelmehl (Type 1050)
- 180 g zarte Haferflocken
- ½ Würfel Hefe
- 1 TL Ahornsirup
- 380 ml Wasser, lauwarm
- 2 Möhren
- 3 EL Sonnenblumenkerne
- 5 EL Olivenöl
- 1–1½ TL Salz
- frische Kräuter nach Geschmack

● Mehl mit Haferflocken vermengen und eine Mulde formen. Hefe mit Ahornsirup im Wasser auflösen, in die Mulde geben und abgedeckt 30 Min. ruhen lassen.

● Möhren schälen, fein raspeln und mit Sonnenblumenkernen, 3 EL Olivenöl, Salz, Kräutern und der Mehlmischung vermengen. Den Teig 30 Min. an einem warmen Ort gehen lassen.

● Den Backofen auf 220 Grad (Umluft: 200 Grad) vorheizen.

● Den Teig in 8 Portionen teilen und diese zu Fladen formen. Mit den Fingern mehrere Dellen in den Teig drücken, mit Olivenöl bestreichen und mit Kräutern und etwas Salz bestreuen. Die Focaccia-Brötchen in 18 Min. goldbraun backen.

Nährwerte pro Brötchen

355 kcal • 9 g F (1,1 g GFS) • 53 g KH • 3 g Z • 6 g BST • 12 g E • 1,34 g Salz • 1 g Beta-Glucan

Hafer-Meerrettich-Aufstrich

» Durch die Schärfe des Meerrettichs, kombiniert mit frischer Zitrone und gesundem Hafer, bietet dieser Aufstrich ein neues Geschmackserlebnis.

vegetarisch, glutenfrei

Für ca. 7 Portionen à 35 g

⏲ 15 Min.

1 kleine Zwiebel • 1 TL Rapsöl • 50 ml Gemüsebrühe • 50 g Haferflocken • 2 EL Meerrettich • ½ TL Kräutersalz • 1 EL Zitronensaft • 50 g Butter • 2 EL Hefeflocken

- Zwiebel sehr fein hacken, in Rapsöl glasig dünsten und mit Gemüsebrühe ablöschen.

- Haferflocken im Mixer oder mit dem Pürierstab grob zerkleinern, dazugeben und alles vermengen. Restliche Zutaten unterrühren und den Aufstrich abschmecken.

Nährwerte pro Portion

85 kcal • 6 g F (3 g GFS) • 6 g KH • 1 g Z • 1 g BST • 1 g E • 0,6 g Salz • 0,3 g Beta-Glucan

Variante: Der Aufstrich kann mit Margarine statt Butter auch vegan zubereitet werden.

Möhren-Hafer-Aufstrich

» Selbst gemachte Brotaufstriche sind schnell zubereitet und meist gesünder als gekaufte Produkte – wie dieser frische Möhrenaufstrich.

vegetarisch, glutenfrei

Für ca. 7 Portionen à 70 g

⏲ 15 Min.

1 Zwiebel • 110 g Butter • 100 ml Gemüsebrühe • 100 g Haferflocken • 2 Möhren • frischer Dill • ½ TL Salz • Pfeffer (optional)

- Zwiebel fein hacken und in 10 g Butter glasig dünsten. Mit Brühe ablöschen, einmal aufkochen. Vom Herd nehmen. Haferflocken im Mixer oder mit dem Pürierstab grob zerkleinern und hinzugeben. Übrige Butter hinzugeben und alles kalt rühren.

- Möhren fein raspeln, Dill hacken und unter die Hafermasse geben. Mit Salz und ggf. Pfeffer abschmecken.

Nährwerte pro Portion

160 kcal • 12 g F (7 g GFS) • 10 g KH • 2 g Z • 1 g BST • 2 g E • 0,1 g Salz • 0,6 g Beta-Glucan

Variante: Der Aufstrich kann mit Margarine statt Butter vegan zubereitet werden.

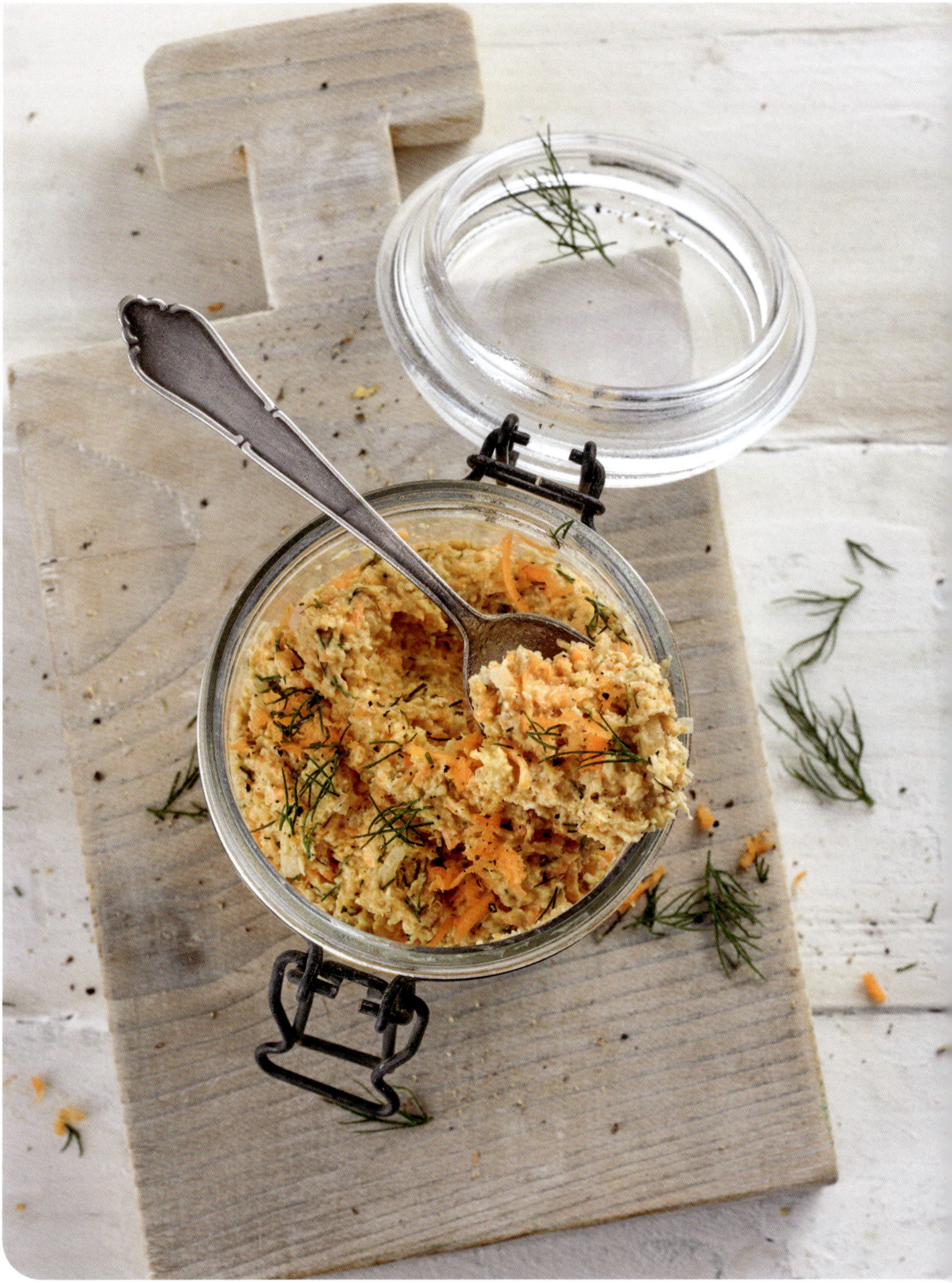

Walnuss-Hafer-Aufstrich

» Ob als Dip auf der Gartenparty, als Belag auf dem Pausenbrot oder auch mit Gemüsesticks – Haferaufstriche sind in jeder Form ein Genuss.

vegetarisch, glutenfrei
Für ca. 4 Portionen à 60 g
15 Min. + 15 Min. Einweichzeit

75 g Haferflocken • 60 ml Wasser • 30 g gehackte Walnüsse • 1 kleine Zwiebel • 1 EL Olivenöl • ½ EL Tomatenmark • ½ EL Senf • 1 TL Instant-Gemüsebrühe • 2 EL Sauerrahm • 2 EL Zitronensaft • ½ TL Salz • Chiliflocken, Pfeffer (optional)

- Haferflocken und Wasser mischen und ca. 15 Min. quellen lassen.

- Walnüsse in einer Pfanne kurz rösten. Zwiebel hacken und im Olivenöl glasig dünsten. Zur Hafermasse geben.

- Restliche Zutaten unterrühren. Den Aufstrich nach Geschmack würzen.

Nährwerte pro Portion
100 kcal • 6 g F (1,2 g GFS) • 9 g KH • 2 g Z • 2 g BST • 3 g E • 0,8 g Salz • 0,7 g Beta-Glucan

Crunchy Hafer-Kakao-Aufstrich

» Anstelle von zuckerreichen Schokoaufstrichen bietet diese Kakaocreme Schokoladenliebhabern eine etwas gesündere, leckere Alternative.

vegetarisch
Für ca. 12 Portionen à 20 g
15 Min.

40 g Hafermehl • 1 EL Sojamehl • 15 g Kakaopulver • ½ TL Zimt • 1 TL Weizenkeime • ½ TL gemahlene Vanille • 40 ml Wasser • 6 TL Ahornsirup • 60 g Butter • 30 g gehackte Walnüsse • Erythrit nach Geschmack

- Hafermehl, Sojamehl, Kakao, Zimt und Weizenkeime vermengen. Vanille und Wasser erwärmen. Ahornsirup und Butter darin auflösen.

- Alle trockenen Zutaten und Nüsse zur Flüssigkeit geben und mischen, bis eine cremige Konsistenz entsteht. Je nach gewünschter Süße Erythrit hinzugeben. Den Aufstrich in einem Glas mit Deckel im Kühlschrank aufbewahren.

Nährwerte pro Portion
95 kcal • 8 g F (3,4 g GFS) • 5 g KH • 1 g Z • 2 g BST • 2 g E • 0,1 g Salz • 0,2 g Beta-Glucan

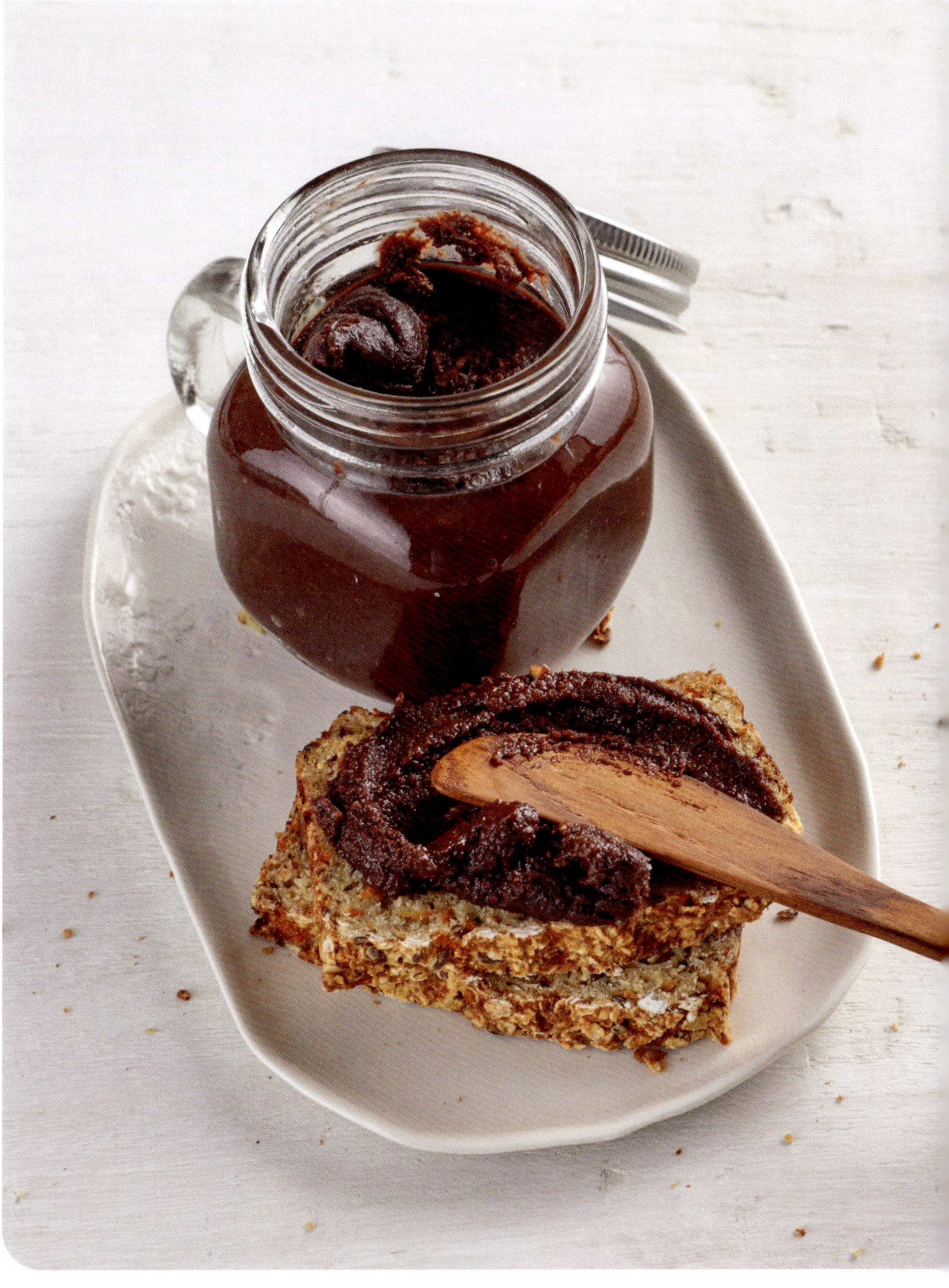

FRÜHSTÜCK

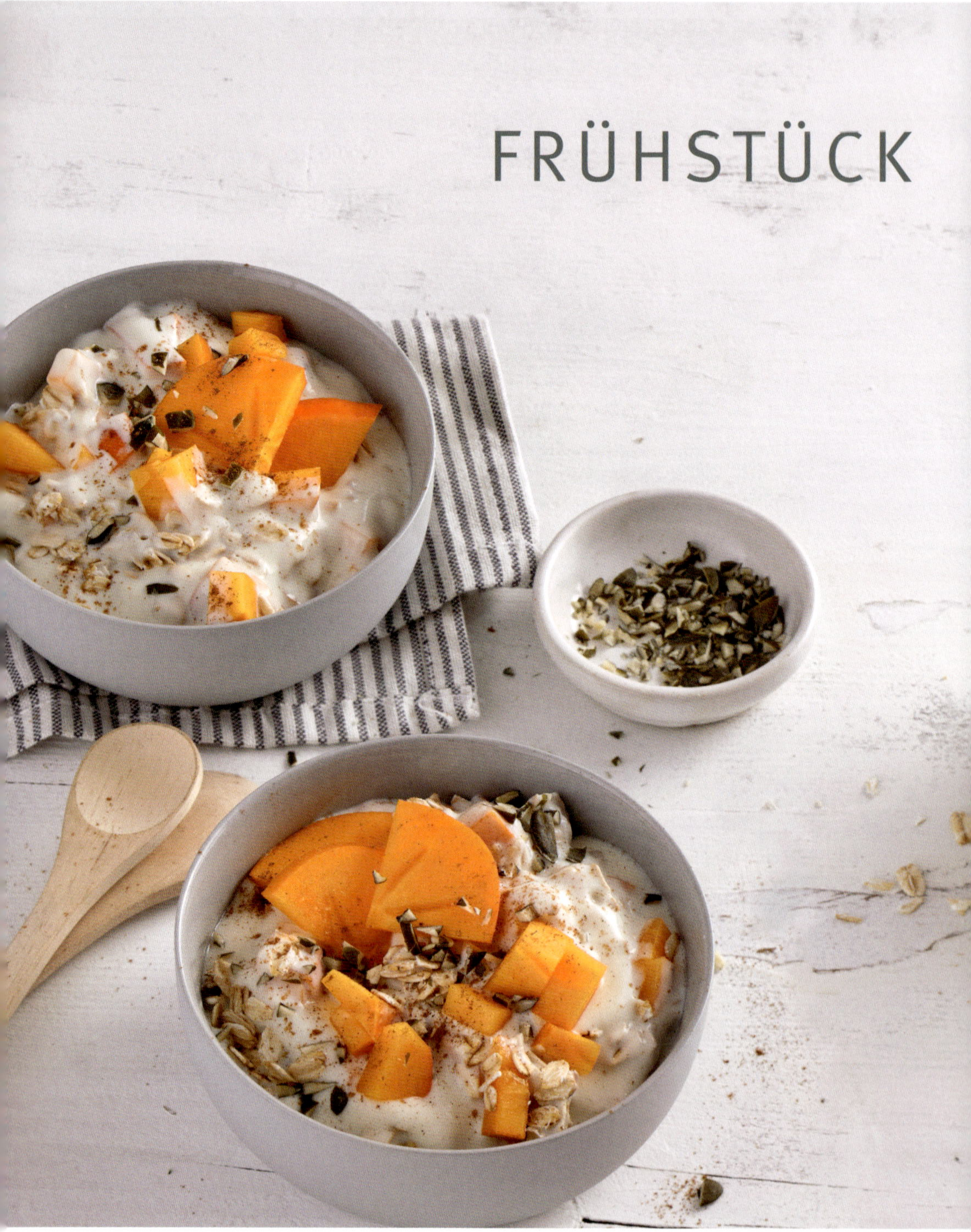

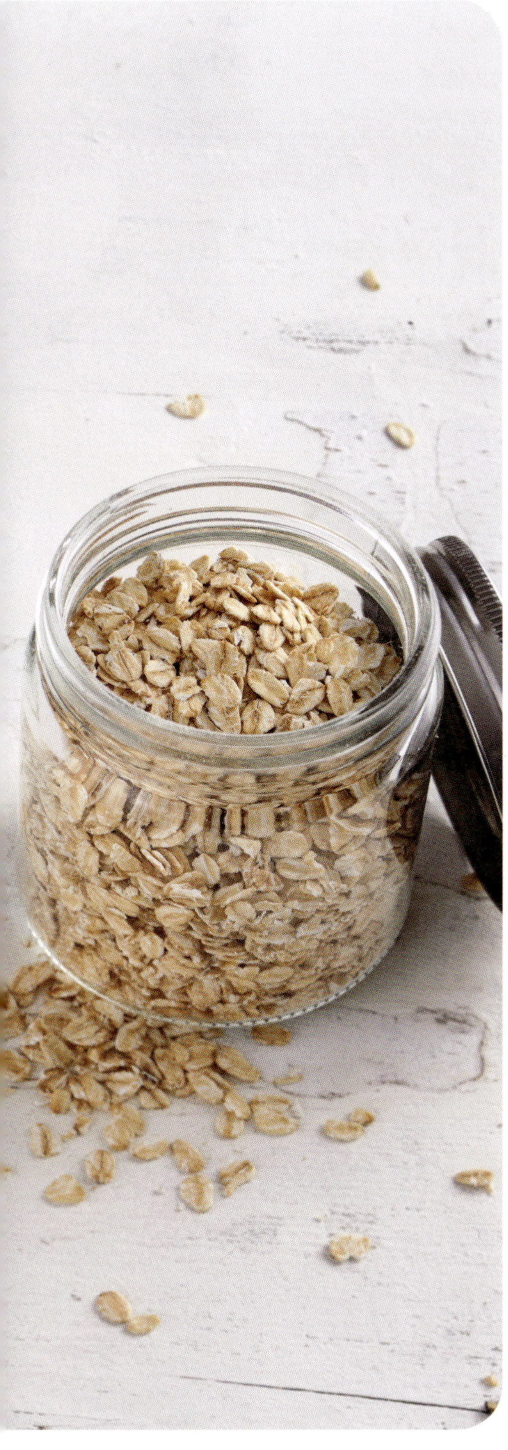

Frühstücke wie ein Kaiser, heißt es im Volksmund. Zugleich sind viele Menschen mit Diabetes und Insulinresistenz morgens gegenüber Insulin besonders unempfindlich. Die Lösung bieten hier Haferflocken zum Frühstück.

Hafer macht schnell satt, hat aber nur einen geringen Anstieg des Zuckers zur Folge. Haferflocken gehören für viele Menschen sowieso bereits seit jeher zum festen Bestandteil ihres Frühstücks z. B. als Teil des Müslis. Ein klarer Vorteil ist, dass sie sich auf vielfältige Weise variieren lassen. Für Guten-Morgen-Hafer, Overnight Oats und Porridge habe ich jeweils ein Grundrezept beschrieben. Diese lassen sich ganz nach Ihren persönlichen Vorlieben und Bedürfnissen in vielfältiger Weise variieren. Auch finden sich im Handel immer mehr Frühstücksprodukte auf Haferbasis wie z. B. Hafer-Flakes, gepuffter oder crunchy Hafer. Meist haben diese einen hohen Haferanteil und sind zugleich knusprig und etwas süßlich.

Lassen Sie Ihrer Fantasie freien Lauf. Probieren Sie eigene Variationen aus. Und denken Sie dabei an meine Empfehlungen für einen gesunden Stoffwechsel aus dem Kapitel »Meine Haferrezepte – gesund und lecker« (Seite 40).

« Sonniges Kaki-Hafer-Frühstück (Seite 93)

Guten-Morgen-Hafer

» Wenn es morgens schnell gehen muss: Der Guten-Morgen-Hafer kann direkt verzehrt werden. Ein im positiven Sinne gesundes Fast Food!

vegan, glutenfrei
Für 2 Portionen à 200 g
5 Min.

- 100 g Haferflocken (zartschmelzend)
- 1 EL Leinsamen, geschrotet
- 300 ml Haferdrink

● Haferflocken mit Leinsamen gut verrühren. Haferdrink hinzugeben und je nach gewünschter Konsistenz alles noch einige Min. quellen lassen.

Nährwerte pro Portion
75 kcal • 8 g F (0,9 g GFS) • 39 g KH • 1 g Z • 8 g BST • 8 g E • 0,2 g Salz • 2,3 g Beta-Glucan

Variante: Der Guten-Morgen-Hafer kann mit verschiedenen Zutaten wie z. B. frischen Beeren, Nüssen und Hafer-Cerealien aufgepeppt werden. Oder Sie verwenden statt Haferdrink Naturjoghurt oder Magerquark.

Tipp: Alle Haferflocken sind hierfür geeignet, besonders die zartschmelzenden. Je nach Geschmack können Sie aber auch die kernigen Flocken für eine bissfestere Konsistenz verwenden.

Alternativ zum Guten-Morgen-Hafer können Sie auch eines der leckeren Overnight-Oats-Rezepte (Seite 96) am Abend vorbereiten und am nächsten Morgen mit frischen Zutaten und Toppings ergänzen.

Beerenstark mit Haferflocken

» Dieser Beerenquark ist eine fruchtige Alternative zu Porridge und Overnight Oats. Er ist leicht und liefert eine gute Portion Eiweiß.

vegetarisch, glutenfrei
Für 1 Portion à 300 g
5 Min.

125 g Magerquark • 50 ml Haferdrink • 60 g Himbeeren • 30 g Haferflocken • 2 TL Ahornsirup • 30 g gehackte Mandeln

- Quark mit Haferdrink cremig rühren. Himbeeren sowie Haferflocken unterheben, Ahornsirup und Mandeln hinzufügen.

Nährwerte pro Portion
460 kcal • 19 g F (1,7 g GFS) • 41 g KH • 19 g Z • 12 g BST • 26 g E • 0,2 g Salz • 1,4 g Beta-Glucan

Variante: Anstelle der Himbeeren können auch andere Beeren oder eine Beerenmischung verwendet werden. Auch können Sie Saaten wie geschrotete Leinsamen oder Sonnenblumenkerne hinzufügen.

Sonniges Kaki-Hafer-Frühstück

» Die Kaki mit ihrem süß-saftigen Geschmack und der orangen Farbe gibt dem Frühstück eine besondere Note und ist wie Sonne in der Müslischale.

vegan, glutenfrei
Für 2 Portionen à 440 g
15 Min.

2 Kakis • 400 g Sojajoghurt (ungesüßt) • 60 g Haferflocken • 1 TL Zimt • 1 EL Kürbiskerne

- Kakis waschen, schälen und in kleine Stücke schneiden. Sojajoghurt mit Haferflocken und Zimt verrühren.
- Auf zwei Schälchen verteilen, mit Kakis und den Kürbiskernen garnieren und servieren.

Nährwerte pro Portion
385 kcal • 10 g F (1,5 g GFS) • 52 g KH • 31 g Z • 11 g BST • 15 g E • 0,2 g Salz • 1,4 g Beta-Glucan

Variante: Rosinen schmecken in diesem Frühstück auch sehr gut, einfach ein paar unterrühren. Wer kein Veganer ist, kann anstelle des Sojajoghurts auch Naturjoghurt verwenden.

Schwarzwälder Kirsch-Hafer-Joghurt

» Schwarzwälder Kirsch schmeckt nicht nur als Tortenklassiker, sondern auch als Müsli am Morgen oder als Nachtisch nach dem Essen.

vegetarisch, glutenfrei
Für 4 Portionen à 250 g
20 Min. + ggf. 2 Std. Auftauzeit

- 200 g Kirschen (TK)
- 75 g Zartbitterschokolade (mind. 60 % Kakaoanteil)
- 50 g Haselnüsse
- 3–4 EL Ahornsirup
- 500 g Sojajoghurt
- 150 g Haferflocken

- Die Kirschen entweder ca. 2 Std. früher aus dem Kühlfach nehmen und auftauen lassen oder in der Mikrowelle auftauen. Währenddessen die Schokolade klein hacken.

- Nüsse kurz rösten und abkühlen lassen. 2 EL Ahornsirup, Sojajoghurt, je zwei Drittel von Schokolade und Nüssen sowie Haferflocken miteinander vermengen und auf Schälchen verteilen.

- Mit übrigen Nüssen, Schokolade und Kirschen garnieren. Zum Schluss mit 1–2 EL Ahornsirup beträufeln und servieren.

Nährwerte pro Portion
435 kcal • 21 g F (6 g GFS) • 42 g KH • 15 g Z • 8 g BST • 14 g E • 0 g Salz • 1,7 g Beta-Glucan

Variante: Wer die Joghurt-Alternative auf Sojabasis nicht mag, kann auch auf Naturjoghurt oder eine andere Alternative zurückgreifen.

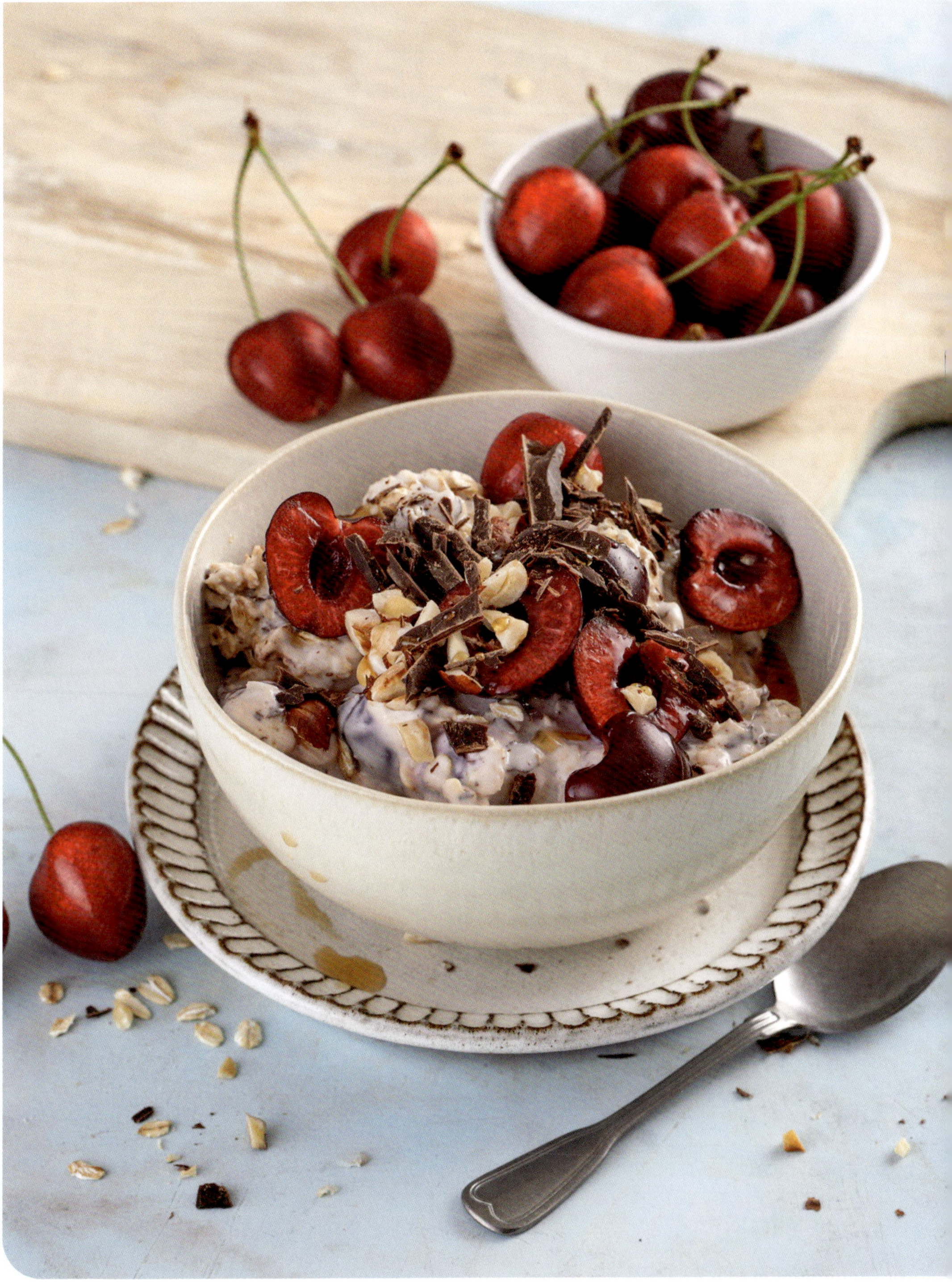

Overnight Oats

Grundrezept

» Overnight Oats sind das perfekte Frühstück für alle Morgenmuffel. Das Rezept wird abends vorbereitet und ist am Morgen fertig zum Genießen.

vegan, glutenfrei
Für 1 Portion à 230 g
5 Min. + 8–12 Std. Einweichzeit

50 g kernige Haferflocken • 150 ml Haferdrink • 1 EL Leinsamen • 2 EL Erythrit

- Alle Zutaten miteinander vermengen und abgedeckt kalt stellen.
- Am nächsten Tag genießen.

Nährwerte pro Portion
300 kcal • 9 g F (1,1 g GFS) • 59 g KH • 1 g Z • 10 g BST • 9 g E • 0,2 g Salz • 2,3 g Beta-Glucan

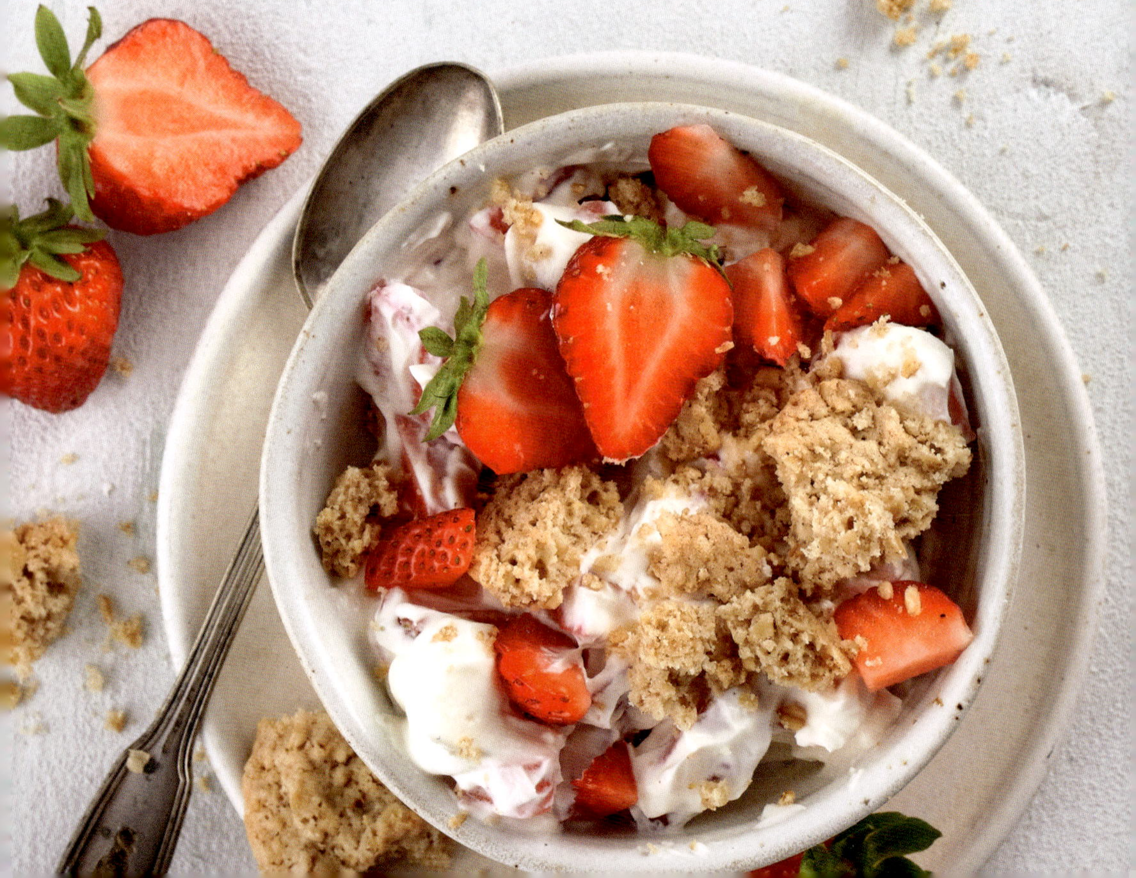

Crunchy Cocoa

vegetarisch, glutenfrei
1 TL Kakaopulver • 2 Stk. Zartbitterschokolade • 1 TL Kakaonibs

- Kakaopulver unterrühren. Zartbitterschokolade zerkleinern und mit den Kakaonibs als Topping verwenden.

Apfel-Zimt-Mandel

vegan, glutenfrei
1 kleiner Apfel • ½ TL Zimt • ca. 8 Mandeln

- Apfel entkernen und klein schneiden. Alle Zutaten unterrühren.

Strawberry Cheesecake

vegetarisch
80 g Erdbeeren • 80 g Mager- oder Speisequark • 1 Msp. gemahlene Vanille • 1 Haferkeks

- Erdbeeren klein schneiden. Quark, Erdbeeren und Vanille unterrühren. Haferkeks zerbröseln und als Topping verwenden.

Kakao und Nuss

vegan, glutenfrei
1 TL Rohkakaopulver • 1 TL Nussmus (z. B. aus Haselnüssen; ungesüßt) • ca. 8 Haselnüsse

- Alle Zutaten unterrühren.

Beerenstark

vegan, glutenfrei
50 g Heidelbeeren • 50 g Himbeeren • 50 g Erdbeeren

- Alle Zutaten unterrühren. Auch tiefgefrorene Beeren eignen sich, diese vorher auftauen lassen.

Golden Overnight Oats

vegan, glutenfrei
½ TL Kurkuma • ½ TL Zimt • 2 TL Goji-Beeren

- Alle Zutaten unterrühren.

Banane-Apfel

vegetarisch, glutenfrei
½ Apfel • 1 Banane • 60 ml Haferdrink (statt 150 ml im Grundrezept) • 50 g fettarmer Joghurt • 1 TL Zimt • 10 g Walnüsse

- Apfel und Banane klein schneiden. Alle Zutaten für die Oats bis auf die Walnüsse miteinander vermengen. Abgedeckt über Nacht kalt stellen. Klein gehackte Walnüsse als Topping verwenden.

Kernige Overnight Oats

vegan, glutenfrei
1 TL Kürbiskerne • 1 TL Sonnenblumenkerne • 1 TL Leinsamen • 2 gehackte Walnüsse • 2 TL Mandelstifte

- Alle Zutaten unterrühren.

Porridge

Grundrezept

›› Der schottische Klassiker

vegan, glutenfrei

Für 2 Portionen à 200 g

15 Min.

330 ml Haferdrink • 120 g Haferflocken • 1 Prise Salz

● Haferdrink aufkochen. Haferflocken und Salz zugeben und alles ca. 10 Min. unter ständigem Rühren auf mittlerer bis niedriger Stufe köcheln lassen.

● Pur oder in gewünschter Variation genießen.

Nährwerte pro Portion

295 kcal • 7 g F (0,9 g GFS) • 45 g KH • 1 g Z • 8 g BST • 8 g E • 0,6 g Salz • 2,7 g Beta-Glucan

Bratapfel-Porridge

vegan, glutenfrei

2 Äpfel • Saft von 1 Zitrone • 1 Handvoll gehackte Mandeln • 1 TL Zimt • ca. 2 EL Erythrit • 1 EL Kokosöl

● Den Porridge wie im Grundrezept zubereiten. Äpfel in mundgerechte Würfel schneiden und mit Zitronensaft, Mandeln, Zimt und etwas Erythrit vermengen.

● Kokosöl in einer Pfanne erhitzen und Äpfel darin unter Rühren karamellisieren. Je nach gewünschter Süße mit Erythrit abschmecken.

● Den Porridge mit den karamellisierten Äpfeln garnieren.

Heidelbeer-Porridge

vegan, glutenfrei

½ TL Zimt • 150 g Heidelbeeren (frisch oder TK) • 2 EL Erythrit • 1 Banane • 2 EL gehackte Mandeln

● Die Zutaten für den Porridge mit Zimt aufkochen. Heidelbeeren und Erythrit hinzugeben und alles ca. 5 Min. unter Rühren auf kleiner Stufe köcheln lassen.

● Den Porridge mit je ½ Banane und 1 EL Mandeln garnieren.

Orangen-Schoko-Porridge

vegetarisch, glutenfrei

2 EL Kakaopulver • 2 EL Erythrit • Saft von 1 Orange • 2 EL Schokostreusel

- Haferdrink für den Porridge aufkochen. Haferflocken unter Rühren hinzufügen und ca. 10 Min. unter Rühren auf kleiner Stufe köcheln lassen. Restliche Zutaten bis auf Schokostreusel unterrühren.

- Den Porridge mit Schokostreuseln garnieren.

Kaffee-Mango-Porridge

vegan, glutenfrei

½ Mango • 1 Espresso • 1 EL Kakaopulver • 2 EL Erythrit

- Den Porridge wie im Grundrezept zubereiten. Mango würfeln.

- Nach ca. 5 Min. Kochzeit Espresso, Kakao und Erythrit hinzufügen. Alles weitere 5 Min. köcheln lassen. Porridge mit Mango garnieren.

Flotti-Karotti-Porridge

vegan, glutenfrei

2 Möhren • 2 Bananen • 60 g Haferflocken • 380 ml Haferdrink • Zimt, Vanille, Kardamom, Nelken, Ingwer • 1 Handvoll gehackte Walnüsse • 2 EL Leinsamen

- Möhren fein raspeln, Bananen schälen, eine mit der Gabel zerdrücken, die andere in Stücke schneiden.

- Haferflocken in einem Topf leicht anrösten. Haferdrink unterrühren und kurz aufkochen. Gewürze, Möhren und zerdrücke Banane unterrühren.

- Porridge mit restlicher Banane, Walnüssen und Leinsamen garnieren.

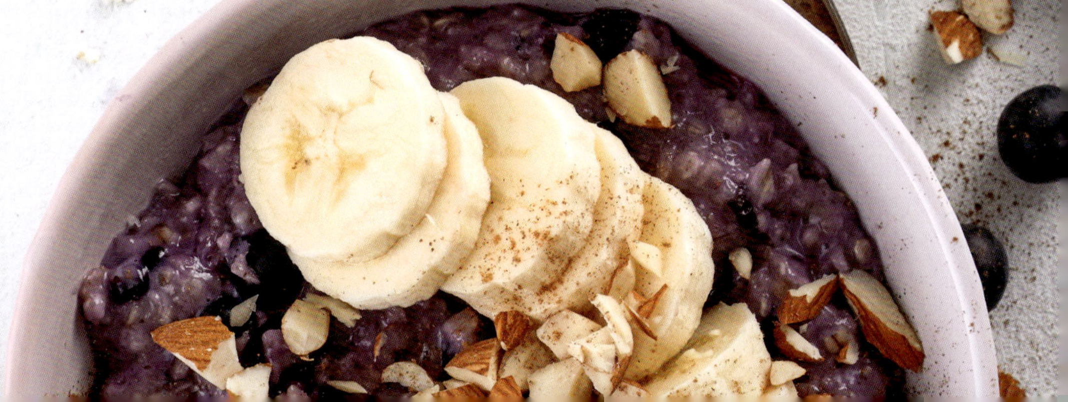

Knusper-Granola

» Wenn Sie gern Joghurt oder Quark essen, dann probieren Sie es doch mit Hafer-Granola als Topping!

vegan, glutenfrei

Für ca. 15 Portionen à 45 g

10 Min. + 25–30 Min. Backzeit

- 100 g Ahornsirup
- 80 g Erdnussmus
- Mark von 1 Vanilleschote
- 1 Prise Salz
- 1 TL Zimt
- 160 g Haferflocken
- 75 g gehackte Walnüsse
- 75 g gehackte Mandeln
- 75 g Kürbiskerne
- 75 g Kokoschips (ungesüßt)
- 50 g Trockenobst (z. B. Datteln)

● Den Ofen auf 180 Grad (Umluft: 160 Grad) vorheizen.

● Ahornsirup, Erdnussmus, Vanille, Salz und Zimt gut miteinander vermengen. Haferflocken, Nüsse, Mandeln und Kerne nacheinander untermengen, sodass eine homogene Masse entsteht.

● Ein Backblech mit Backpapier auslegen, die Masse darauf verstreichen und mit einem Löffel platt drücken, im Ofen 20 Min. backen. Das Knuspermüsli wenden und weitere 5–10 Min. backen.

● Das noch heiße Knuspermüsli mit Kokoschips und Trockenobst bestreuen und vollständig auskühlen lassen. Danach zum Aufbewahren in ein Glas mit Deckel geben oder direkt mit Joghurt oder Milch genießen.

Nährwerte pro Portion

215 kcal • 14 g F (4,1 g GFS) • 15 g KH • 7 g Z • 4 g BST • 7 g E • 0,2 g Salz • 0,5 g Beta-Glucan

Variante: Das Granola kann wie alle Frühstücksrezepte wunderbar variiert werden. Beachten Sie beim Trockenobst allerdings den hohen Zuckergehalt. Auch Kakao, Kakaonibs und Zartbitterschokolade passen gut dazu. Versuchen Sie es anstelle von Erdnussmus auch gerne mit gesünderem Nussmus (z. B. Mandelmus).

Bircher-Müsli

›› Birchermüsli ist ein Klassiker und darf hier nicht fehlen. Durch Apfel und Zitrone wird es frisch und durch die gerösteten Nüsse crunchy.

vegan, glutenfrei
Für 1 Portion à 500 g
15 Min. + 8–12 Std. Einweichzeit

30 g Haferflocken • ca. 200 ml Haferdrink • Saft von 1 Zitrone • 15 g Haselnüsse • 15 g Walnüsse • 1 Apfel • 1 EL Ahornsirup

- Haferflocken und Haferdrink vermengen. Es sollte sich leicht rühren lassen, sonst noch etwas Haferdrink zugeben. Die Hälfte des Zitronensafts hinzugeben und alles über Nacht kalt stellen.

- Nüsse kurz anrösten, hacken und in das Müsli geben. Apfel mit Schale raspeln und mit übrigem Zitronensaft vermengen.

- Apfel unter das Müsli rühren. Dieses mit Ahornsirup süßen und mit Nüssen garnieren.

Nährwerte pro Portion
545 kcal • 25 g F (2,4 g GFS) • 70 g KH • 33 g Z • 13 g BST • 11 g E • 0,5 g Salz • 1,4 g Beta-Glucan

Bananen-Pancakes

›› Der amerikanische Frühstücksklassiker mit der fruchtigen Bananennote ist als vegane Variante ein Muss für alle begeisterten Frühstücker.

vegan, glutenfrei
Für 3 Pancakes à 225 g
30 Min.

180 g Hafermehl • 1 EL Maisstärke • 1 EL Backpulver • 1 Prise Salz • 300 ml Haferdrink • 60 g Erdnussmus • 50 ml Ahornsirup • 4 EL Rapsöl • 2 reife Bananen

- Trockene Zutaten mischen. Haferdrink, Erdnussmus und etwas Ahornsirup untermengen und alles 5 Min. quellen lassen.

- In einer Pfanne etwas Öl erhitzen und den Teig zu Pancakes ausbacken, zwischendurch wenden. Die Pancakes mit in Scheiben geschnittenen Bananen und Ahornsirup garnieren.

Nährwerte pro Pancake
480 kcal • 21 g F (3 g GFS) • 60 g KH • 21 g Z • 8 g BST • 10 g E • 0,4 g Salz • 2 g Beta-Glucan

Variante: Sie können auch anderes Obst nehmen oder verschiedene Sorten mischen. Statt Ahornsirup kann auch Joghurt und Beerenmus zum Garnieren verwendet werden.

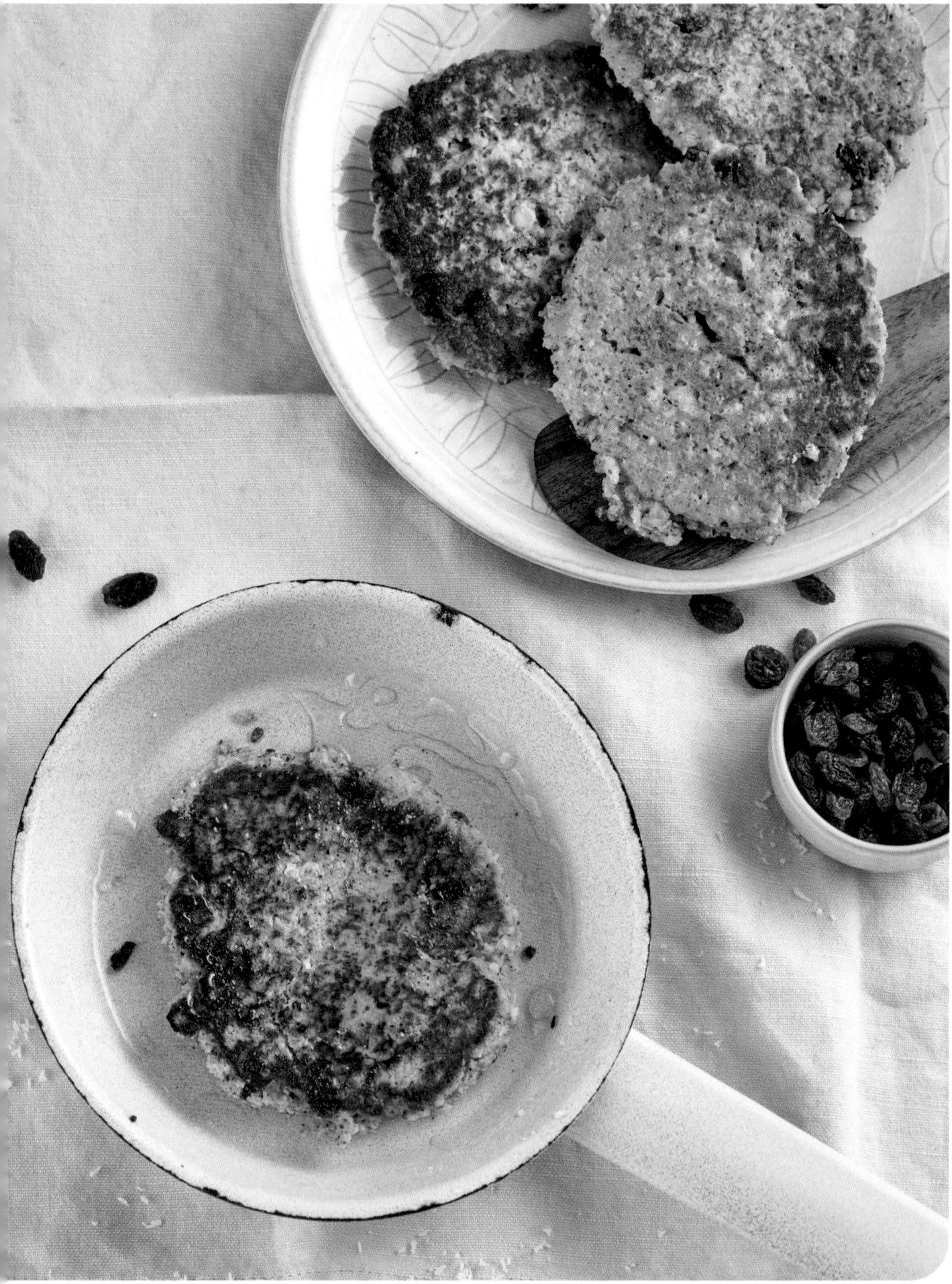

Süße Quarkfladen mit Haferflocken

» Quarkfladen sind eiweißreich, fluffig und schnell gemacht. Mit Haselnüssen und Kokosflocken eine gute Alternative zum Pancake.

vegetarisch, glutenfrei
Für 4 Fladen à 200 g
20 Min.

- 1 Ei
- 125 g Magerquark
- 50 g Haferflocken
- 35 g Erythrit
- 1 Prise Salz
- 30 g gemahlene Haselnüsse
- 20 g Kokosflocken
- 20 g Rosinen
- ½ unbehandelte Zitrone
- Mark von ½ Vanilleschote
- 3 EL Rapsöl

- Ei schaumig schlagen. Magerquark, Haferflocken, Erythrit und Salz gut unterrühren. Haselnüsse, Kokosflocken und Rosinen hinzufügen und alles gut miteinander vermengen.

- Zitrone waschen, Schale fein abreiben und in die Masse einrühren. Vanillemark ebenfalls hinzugeben.

- Öl in einer Pfanne erhitzen. Aus der Teigmasse kleine Fladen formen und diese in der Pfanne 3–5 Min. ausbacken. Wenden und weitere 2–3 Min. backen.

Nährwerte pro Fladen
500 kcal • 34 F (8, g GFS) • 46 g KH • 12 g Z • 7 g BST • 17 g E • 0,6 g Salz • 1,1 g Beta-Glucan

Tipp: Die Quarkfladen nach Belieben mit Puderzucker, Apfelmus, Kompott, Quark oder Beeren anrichten und servieren.

WARME GERICHTE

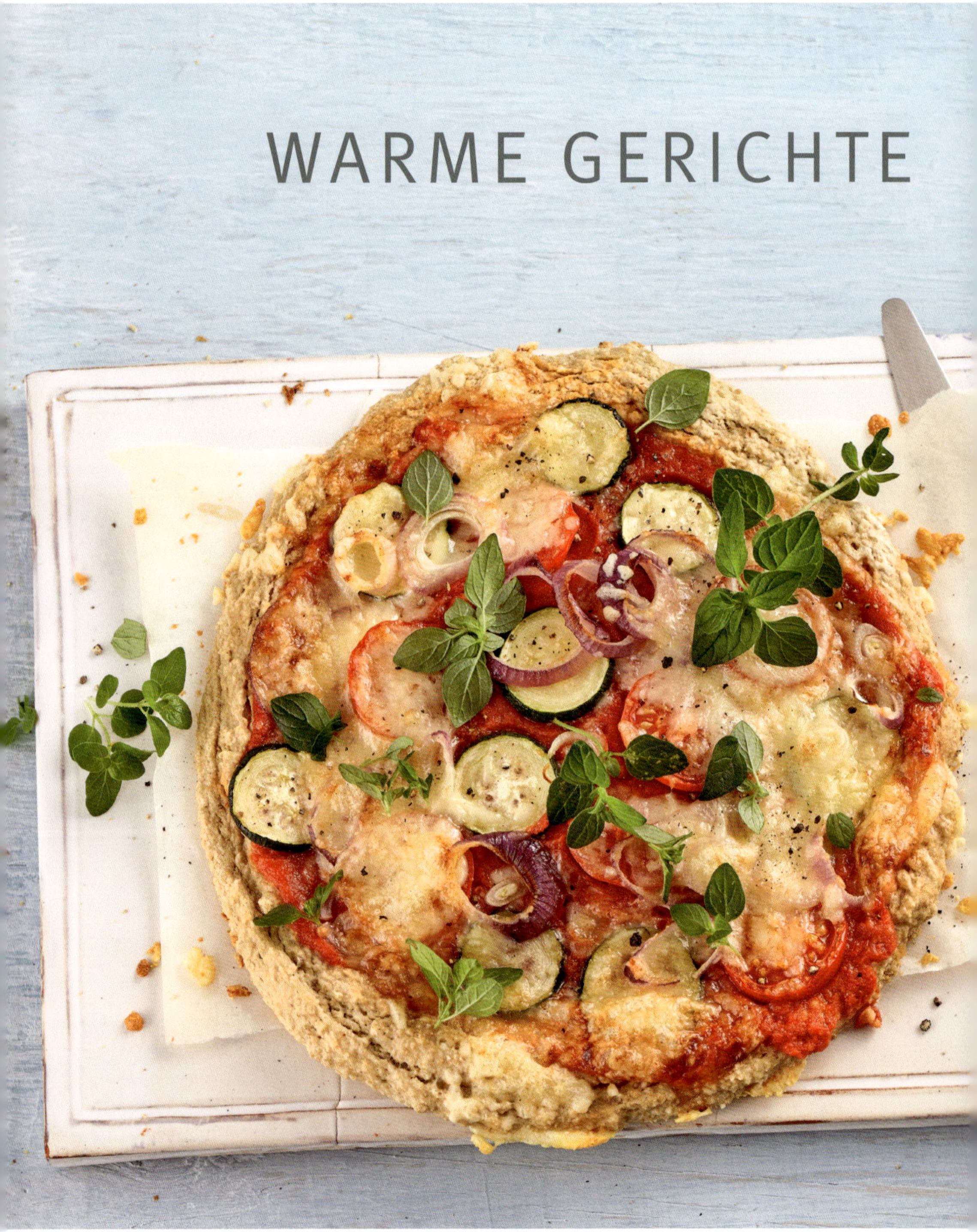

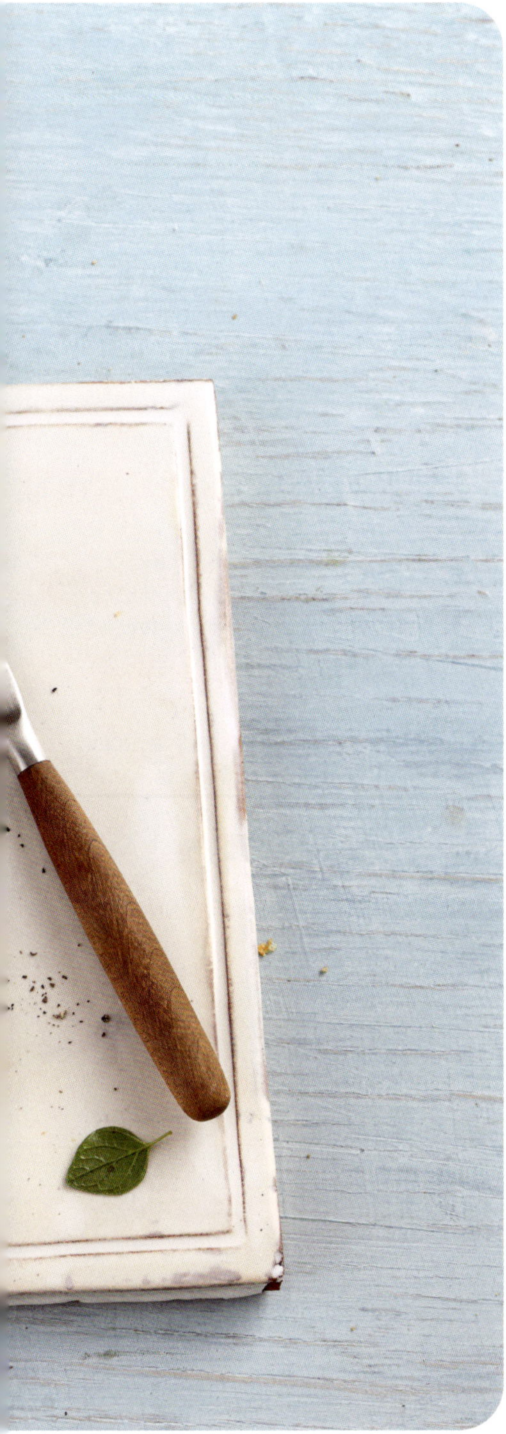

Haferflocken in einem Hauptgericht zum Mittag- oder Abendessen? Auch das geht gut! Gekochte Haferkörner sind – ähnlich wie andere Getreidesorten – eine leckere Beilage. Haferflocken können aber auch Hauptbestandteil von vielen Speisen sein. Hafer-Pfannkuchen oder Haferpizza sind genauso lecker wie die Originale, nur viel gesünder und lassen sich ebenso gut mit vielen Lebensmitteln belegen bzw. kombinieren.

Auch finden Sie in diesem Kapitel Suppen. Diese können Sie mit Hafer wunderbar andicken. Suppen haben per se einen relativ hohen Wassergehalt, welcher durch die vermehrte Magendehnung für Sättigung sorgt. Dadurch sind sie für kalorienbewusste Menschen als Vorspeise besonders geeignet.

Durch ihre cremige Konsistenz und den vergleichsweise hohen Energiegehalt sind die Hafersuppen also echte Sattmacher und auch als Hauptmahlzeit geeignet. Die Mehlschwitze auf Haferbasis (Seite 75) eignet sich nicht nur zum Andicken von Saucen, sondern veredelt nahezu alle Suppenrezepte zu einer gehaltvollen Hauptspeise.

« Ofenfrische Haferpizza (Seite 107)

Hafer-Pfannkuchen

» Die klassischen Pfannkuchen auf Haferbasis! Man kann sie mit vielen verschiedenen Gemüsesorten oder auch mit Früchten kombinieren.

vegetarisch, glutenfrei
Für 4 Portionen à 220 g
15 Min. + 15–20 Min. Einweichzeit

2 Eier • 300 ml Haferdrink • 150 ml Wasser • 200 g Hafermehl • 4 TL Flohsamenschalen • 1 Prise Salz • 2 EL Rapsöl

- Eier mit Haferdrink verquirlen. Wasser, Hafermehl, Flohsamenschalen und Salz unterrühren und den Teig 15–20 Min. quellen lassen.

- Etwas Öl in einer Pfanne erhitzen und darin den Teig zu Pfannkuchen ausbacken, zwischendurch wenden.

Nährwerte pro Portion
315 kcal • 13 g F (1,8 g GFS) • 35 g KH • 1 g Z • 9 g BST • 11 g E • 2,72 Salz • 2,3 g Beta-Glucan

Herzhaft gefüllte Pfannkuchen

» Die leckeren Hafer-Pfannkuchen können Sie ganz einfach nach Lust und Laune füllen. Wie hier etwa herzhaft mit Pilzen und Spinat.

vegetarisch, glutenfrei
Für 2 Portionen à 300 g
15 Min.

250 g Champignons • 100 g frischer Spinat • 1 EL Rapsöl • 4 Hafer-Pfannkuchen (siehe links) • 4 EL fettarmer Naturjoghurt • 1 Prise Salz • Pfeffer

- Champignons in mundgerechte Stücke schneiden und mit Spinat kurz in Rapsöl anbraten.

- Pfannkuchen mit Naturjoghurt bestreichen, die Füllung darauf verteilen, salzen und pfeffern und die Pfannkuchen einrollen.

Nährwerte pro Portion
360 kcal • 15 g F (2 g GFS) • 36 g KH • 2 g Z • 10 g BST • 14 g E • 0,72 g Salz • 2,3 g Beta-Glucan

Ofenfrische Haferpizza

» Haben Sie manchmal Lust auf eine Pizza, auch wenn das nicht die gesündeste Mahlzeit ist? Genau dafür ist dieses Rezept eine gute Alternative.

vegan, glutenfrei
Für 4 Portionen à 200 g
15 Min. + 10 Min. Einweichzeit + 30–35 Min. Backzeit

- 300 g Hafermehl
- 100 g Haferkleie
- 2 TL Backpulver
- 2 TL Flohsamenschalen
- 1 Prise Salz
- 400 ml Wasser

● Hafermehl und Haferkleie vermengen. Backpulver, Flohsamen und Salz unterrühren und nach und nach Wasser hinzugeben. Den Teig ca. 10 Min. quellen lassen.

● Den Ofen auf 200 Grad (Umluft: 180 Grad) vorheizen.

● Den Teig gut durchkneten und in die gewünschte Form ausrollen. Anschließend ohne Belag 10–15 Min. backen.

● Wenn der Teig leicht gebräunt ist, mit gewünschtem Belag belegen (siehe Tipp) und weitere 20 Min. backen. Warm genießen.

Nährwerte pro Portion
385 kcal • 7 g F (1 g GFS) • 60 g KH • 1 g Z • 13 g BST • 14 g E • 0,27 g Salz • 5,3 g Beta-Glucan

Variante: Für eine saftigere Konsistenz können Sie nach Belieben noch 100 g Quark zum Teig hinzugeben.

Tipp: Sie können die Pizza mit einer leckeren Tomatensauce und frischem Gemüse belegen und mit ein bisschen Käse überbacken. Oder Sie bestreichen sie schlicht mit etwas Quark, auch so schmeckt die Haferpizza großartig.

Gebackene Paprika mit Haferfüllung

» Die gefüllten Paprika sind eine leckere Hauptmahlzeit. Die Haferflocken halten lange satt und die frischen Kräuter runden alles ab.

vegetarisch, glutenfrei
Für 2 Portionen à 640 g
25 Min. + 20–25 Min. Backzeit

Gefüllte Paprika:
- 2 Paprika
- 1 Zwiebel
- 1 Knoblauchzehe
- 1 EL Olivenöl
- 150 ml Gemüsebrühe
- 150 g Haferflocken
- frische Petersilie
- 1 Ei
- 80 g geriebener Mozzarella

Tomatensauce:
- 400 ml passierte Tomaten
- frischer Oregano
- frisches Basilikum
- Pfeffer
- 1 TL Salz
- 1 EL Tomatenmark
- 1 EL Ahornsirup
- 1 TL Zitronensaft

● Den Ofen auf 200 Grad (Umluft: 180 Grad) vorheizen.

● Das obere Ende der Paprika entfernen. Paprika entkernen und in eine Auflaufform stellen. Zwiebel und Knoblauch fein hacken und in Öl glasig dünsten. Mit Gemüsebrühe ablöschen, Haferflocken hinzufügen. Petersilie hacken und unterrühren. Temperatur reduzieren und alles 10–15 Min. köcheln lassen.

● Für die Sauce Tomaten in einem separaten Topf erhitzen. Oregano und Basilikum fein hacken und mit Pfeffer, Salz, Tomatenmark, Ahornsirup und Zitronensaft unterrühren. Alles kurz aufkochen und zur Seite stellen.

● Das Ei zur Haferflockenmischung geben und alles gut durchrühren. Die Paprikaschoten mit der Masse füllen, mit Mozzarella bestreuen und mit der Sauce übergießen. Auf mittlerer Schiene 20–25 Min. backen. Vor dem Servieren etwas abkühlen lassen.

Nährwerte pro Portion
715 kcal • 22 g F (6,7 g GFS) • 90 g KH • 44 g Z • 16 g BST • 33 g E • 4,04 g Salz • 3,38 g Beta-Glucan

Tipp: Besonders geeignet sind grüne oder gelbe Paprika. Diese haben im Vergleich zu roter Paprika einen geringeren Fett- und Kohlenhydratanteil und somit etwas weniger Kalorien.

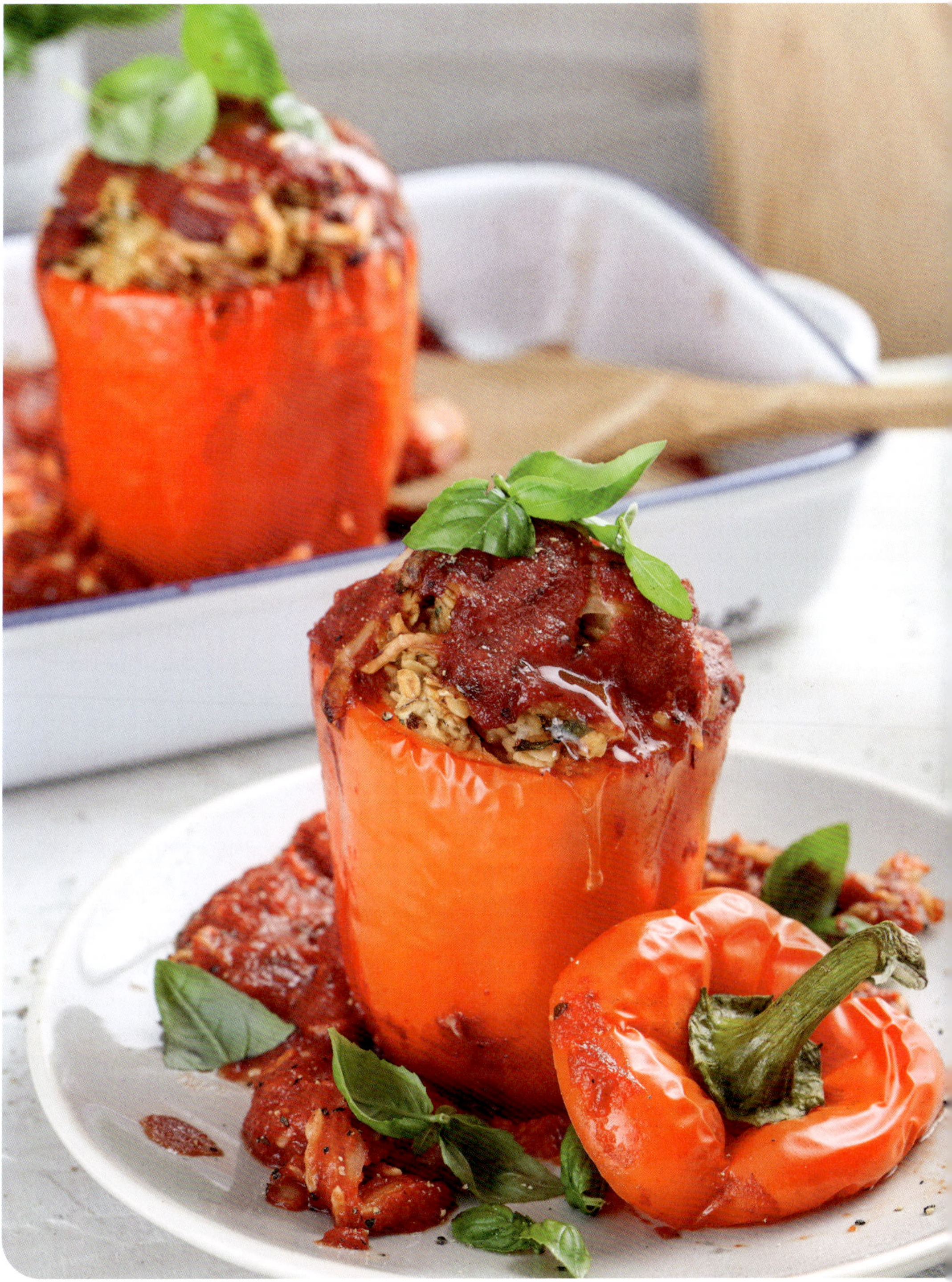

Knuspriges falsches Omelett

» Das Omelett bringt viel Kraft durch die enthaltenen Haferflocken und kommt auch ganz ohne Ei aus. Der Feta verleiht einen würzigen Geschmack.

vegetarisch, glutenfrei
Für 2 Portionen à 180 g
⏲ 20 Min. + 15 Min. Einweichzeit

100 g Haferflocken • 1 Prise Salz • ca. 200 ml Wasser, kochend • 200 g Feta • 4 EL Olivenöl • 1 Handvoll frische Petersilie

- Haferflocken und Salz vermengen. Mit Wasser übergießen, bis alles bedeckt ist, und 10–15 Min. quellen lassen.

- Feta fein würfeln, mit 2 EL Olivenöl zu den Haferflocken geben. Petersilie fein hacken und unterrühren.

- 1 EL Olivenöl in einer Pfanne erhitzen und die Hälfte des Teiges darin goldbraun ausbacken. Den Rest im übrigen Öl zu einer zweiten Portion ausbacken.

Nährwerte pro Portion
625 kcal • 43 g F (17,7 g GFS) • 35 g KH • 5 g Z • 21 g E • 3,76 g Salz • 2,3 g Beta-Glucan

Schmackhafte Haferschnitzel

» Diese vegetarische Variante ähnelt in der Konsistenz einem klassischen Schnitzel. Das Haferschnitzel liefert außerdem viele wichtige Nährstoffe.

vegetarisch, glutenfrei
Für 4 Portionen à 130 g
⏲ 15 Min.

4 Eier • 160 g Haferkleie • 60 g kernige Haferflocken • 60 g Flohsamenschalen • 1 TL Salz • Pfeffer • ca. 2 EL Rapsöl

- Alle Zutaten bis auf das Öl vermengen und die Masse zu Schnitzeln formen.

- In einer Pfanne Öl bei mittlerer Stufe erhitzen und die Schnitzel darin von jeder Seite ca. 3 Min. braten.

- Auf Küchenpapier abtropfen lassen.

Nährwerte pro Portion
340 kcal • 10 g F (2,3 g GFS) • 35 g KH • 1 g Z • 20 g BST • 17 g E • 2,75 g Salz • 3,9 g Beta-Glucan

Das passt dazu: Selbst gemacher Kräuterquark eignet sich super als Dip dazu.

Tipp: Bei Wunsch die Schnitzel vor dem Braten in Paniermehl (ggf. glutenfreies) wenden.

Gemüse-Quiche

» Der Teig hat einen hohen Haferflockenanteil und eine gute Konsistenz. Die Quiche lässt sich prima vorbereiten und schmeckt auch kalt.

vegetarisch

Für 4 Portionen à 220 g

30 Min. + 15 Min. Einweichzeit + 30–35 Min. Backzeit

- ca. 100 g Dinkel-Vollkornmehl
- 60 g zarte Haferflocken
- 1 TL Backpulver
- ca. 60 ml Haferdrink
- 4 EL Rapsöl
- 100 g Magerquark
- 1 Zwiebel
- 1 Paprika
- 10 Kirschtomaten
- 2 Eier
- 1 Knoblauchzehe
- 50 ml Sahne
- Gewürze nach Geschmack

● Den Backofen auf 180 Grad (Umluft: 160 Grad) vorheizen. Eine Springform (15 cm) mit Backpapier auslegen.

● Mehl, Haferflocken und Backpulver vermengen. Haferdrink, Öl und die Hälfte des Quarks verrühren. Unter die Haferflocken-Mischung arbeiten, bis ein geschmeidiger Teig entstanden ist. Je nach Konsistenz etwas mehr Haferdrink oder etwas mehr Mehl hinzufügen. Den Teig abdecken und ca. 15 Min. quellen lassen.

● Zwiebel fein hacken. Paprika entkernen und in kleine Würfel schneiden. Tomaten vierteln. Eier aufschlagen und mit restlichem Quark, gepresstem Knoblauch und Sahne verquirlen. Mit Gewürzen abschmecken.

● Den Teig auf dem Boden der Form flach drücken, einen Rand hochziehen. Zwiebel, Paprika und Tomaten auf dem Teig verteilen. Mit der Ei-Quark-Masse übergießen. Die Quiche auf mittlerer Schiene 30–35 Min. backen.

Nährwerte pro Portion

340 kcal • 17g F (63,2 g GFS) • 32 g KH • 6 g Z • 5 g BST • 14 g E • 0,2 g Salz • 0,7 g Beta-Glucan

Tipp: Die Quiche kann mit beliebigen Gemüsesorten zubereitet oder ergänzt werden. Wie wäre es z. B. mit einer Spargel-Quiche?

Käse-Kürbis-Ecken

» Diese knusprigen Ecken eignen sich toll als Beilage oder Snack. Sie sind einfach machbar und mit verschiedenen Saaten und Gewürzen variierbar.

vegetarisch
Für 4 Portionen à 150 g
30 Min. + 20–25 Min. Backzeit

- 150 g Hokkaidokürbis
- 100 g Hafermehl
- 100 g Dinkelmehl (Type 1100)
- ½ TL Backpulver
- 50 g geriebener Gouda
- 50 g Butter
- 150 g Frischkäse
- 1 Prise Salz
- 1 TL Sonnenblumenkerne
- 1 TL Sesam

● Den Ofen auf 200 Grad (Umluft: 180 Grad) vorheizen.

● Den Kürbis waschen, halbieren, entkernen und fein raspeln. Hafermehl und Kürbis vermengen. Dinkelmehl und Backpulver vermischen und mit Gouda, Butter, Frischkäse, Kürbis und Salz vermengen.

● Den Teig halbieren und ausrollen. Eine Hälfte mit Sonnenblumenkernen, die andere mit Sesam bestreuen und in je 10–12 Ecken schneiden. Diese auf ein mit Backpapier ausgelegtes Backblech legen. Im Ofen auf mittlerer Schiene 20–25 Min. backen.

Nährwerte pro Portion
472 kcal • 30 g F (16,5 g GFS) • 35 g KH • 3 g Z • 5 g BST • 15 g E • 0,9 g Salz • 1,1 g Beta-Glucan

Tipp: Alternativ können Sie die Ecken in etwas Öl ausbacken. Vor dem Servieren auf Küchenpapier abtropfen lassen.

Mediterrane Haferbällchen

›› Die kleinen Bällchen mit vielen gesunden Haferflocken schmecken gut mit buntem Salat, einer Tomatensauce oder mit Kräuterquark.

vegetarisch, glutenfrei
Für 4 Portionen à 240 g
35 Min.

- 1 Zwiebel
- 4 EL Rapsöl
- 2 Zucchini
- ½ TL Salz
- Pfeffer
- 1 Handvoll frisches Basilikum
- 1 Ei
- 200 g Feta
- ca. 150 g Haferflocken

● Zwiebel fein würfeln und in etwas Rapsöl glasig dünsten. Zucchini grob raspeln, gut ausdrücken und zusammen mit Zwiebel, Salz, Pfeffer und Basilikum 5 Min. braten.

● Zucchinimischung, Ei, zerbröselten Feta und 100 g Haferflocken verkneten. Eventuell mehr Haferflocken zugeben, bis eine gut formbare Masse entsteht.

● Etwa 16 Bällchen aus der Masse formen. In den restlichen Haferflocken wälzen und in etwas Rapsöl in einer beschichteten Pfanne 8–10 Min. braten.

● Vor dem Servieren auf Küchenpapier abtropfen lassen.

Nährwerte pro Portion
405 kcal • 24 g F (8,6 g GFS) • 28 g KH • 6 g Z • 6 g BST • 16 g E • 2,74 g Salz • 2 g Beta-Glucan

Variante: Sie können die Bällchen in vielen Variationen zubereiten: In Sesam oder gemahlenen Nüssen wälzen, gehackte Walnüsse, Leinsamen oder klein geschnittene getrocknete Tomaten zugeben etc.

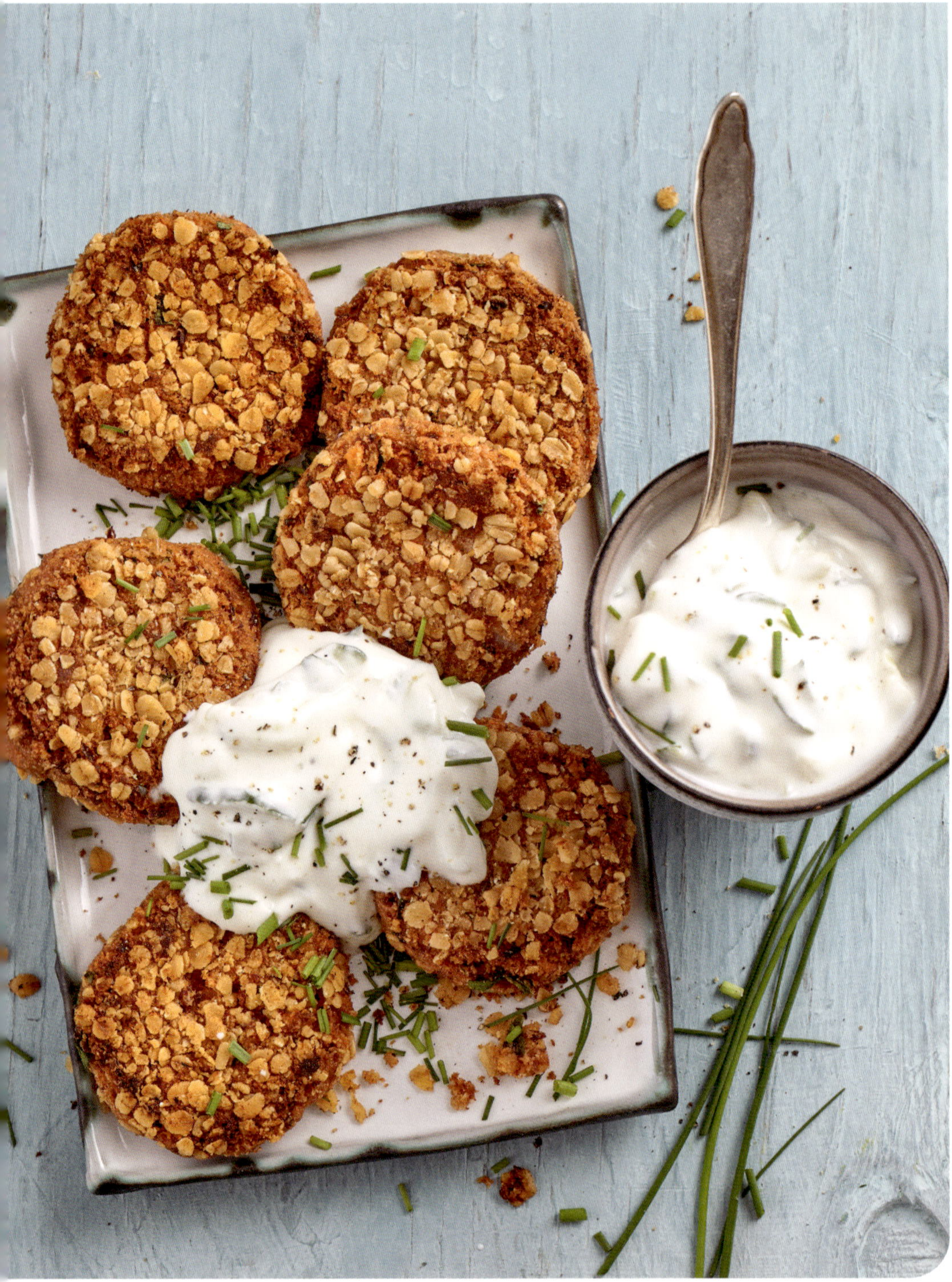

Kidneybohnen-Frikadellen mit Joghurtdip

›› Die Frikadellen sind proteinreich und schmecken auch ohne Fleisch wunderbar. Sie sind schnell zubereitet und der Dip bringt Frische mit.

vegetarisch, glutenfrei

Für 4 Portionen à 330 g

35 Min.

Frikadellen:

- 1 rote Zwiebel
- 1 Knoblauchzehe
- 1 Möhre
- 15 g Tomatenmark
- 60 g Walnüsse
- 20 g Petersilie
- 250 g gegarte Kidneybohnen, abgetropft
- 250 g gegarte Kichererbsen, abgetropft
- 1 Prise Salz
- Pfeffer
- 1 TL edelsüßes Paprikapulver
- 1 TL getrockneter Majoran
- 60 g zarte Haferflocken (oder Hafermehl)
- 4 EL Rapsöl

Joghurtdip:

- 100 g Gurke
- 300 g Naturjoghurt
- 1 EL Zitronensaft
- 1 TL Schnittlauchröllchen
- 1 Prise Salz
- Pfeffer

● Alle Zutaten für die Frikadellen bis auf Haferflocken und Öl im Mixer zerkleinern, bis eine homogene Masse entsteht.

● Mit angefeuchteten Händen walnussgroße Bällchen daraus formen, platt drücken und in Haferflocken bzw. Hafermehl wälzen.

● In einer beschichteten Pfanne Rapsöl erhitzen und die Frikadellen darin dunkelbraun anbraten.

● Für den Dip die Gurke raspeln. Alle Zutaten miteinander verrühren.

● Dip und Frikadellen auf einem Teller anrichten und genießen.

Nährwerte pro Portion

465 kcal • 25 g F (3,7 g GFS) • 39 g KH • 10 g Z • 13 g BST • 18 g E • 1,48 g Salz • 0,7 g Beta-Glucan

Variante: Im Joghurtdip können statt Schnittlauch auch Minze oder andere Kräuter verwendet werden.

Würzige Reis-Frikadellen

» Die kleinen Happen sind eine tolle Beilage zu frischem Gemüse und können auch für unterwegs mitgenommen werden.

vegetarisch
Für 4 Portionen à 90 g
35 Min.

70 g Reis • 70 g Haferflocken • etwas Wasser • 1 Zwiebel • 1 Ei • 2 TL Instant-Gemüsebrühe • 3 EL Olivenöl • 1 EL Senf • 1 EL Mehl • gemahlene Muskatnuss, Pfeffer • ½ TL Salz

- Reis nach Packungsanweisung kochen. Überschüssiges Wasser, Reis, Haferflocken und etwas kaltes Wasser vermengen.
- Zwiebel fein würfeln und mit Ei, Brühe, 1 EL Öl, Senf und Mehl verquirlen. Würzen und unter die Reis-Mischung rühren.
- Restliches Öl erhitzen. Aus der Masse kleine Frikadellen formen und von beiden Seiten goldbraun anbraten.

Nährwerte pro Portion
235 kcal • 10 g F (1,4 g GFS) • 28 g KH • 2 g Z • 3 g BST • 6 g E • 1,82 g S • 0,8 g Beta-Glucan

Köstliche Blumenkohl-Bratlinge

» Die Bratlinge sind eine gesunde Alternative zu Frikadellen. Sie sind schnell zubereitet und können nach Geschmack gewürzt werden.

vegetarisch
Für 6 Portionen à 110 g
35 Min. + 20 Min. Einweichzeit

500 g Blumenkohl • 200 g Haferflocken • 50 g Sesam • 200 g geriebener Emmentaler • 2 Eier • 1 Prise Salz • 1 TL Instant-Gemüsebrühe • 10 g Semmelbrösel • 2 Zwiebeln • 4 EL Rapsöl • 100 g Magerquark

- Blumenkohl raspeln oder im Mixer zerkleinern. Mit Haferflocken, Sesam, Käse, Eiern, Salz, Gemüsebrühe und Semmelbröseln vermischen.
- Zwiebeln klein schneiden, in etwas Öl andünsten. Mit Quark unter den Blumenkohl mischen, 20 Min. ziehen lassen.
- Aus der Masse Bratlinge formen und in Öl ausbacken.

Nährwerte pro Portion
215 kcal • 13 g F (4,3 g GFS) • 14 g KH • 2 g Z • 4 g BST • 11 g E • 0,19 g Salz • 0,8 g Beta-Glucan

Getreidemix-Bratlinge

›› Die Bratlinge schmecken toll mit gedünstetem Gemüse oder bieten sich prima als Burgerpatties an. Sie sind sehr würzig und einfach zuzubereiten.

vegetarisch
Für 4 Portionen à 150 g
35 Min. + 15–20 Min. Einweichzeit

- 125 g Grünkernschrot
- 100 g Haferflocken
- 1 TL Salz
- 200 ml Gemüsebrühe, heiß
- 1 Zwiebel
- 1 Knoblauchzehe
- 2 EL Rapsöl
- 1 Ei
- Paprikapulver, Pfeffer

- Grünkernschrot, Haferflocken und 1 Prise Salz vermengen. Brühe darübergießen, alles gut verrühren und 15–20 Min. quellen lassen.
- Währenddessen Zwiebel und Knoblauch fein hacken und in 1 EL Rapsöl glasig andünsten. Beides zur Grundmasse geben und gut durchrühren. Das Ei dazugeben und alles vermengen. Mit Paprikapulver, Pfeffer und restlichem Salz abschmecken.
- Aus der Masse mit den Händen Bratlinge formen und diese im restlichen Rapsöl von beiden Seiten goldbraun anbraten.

Nährwerte pro Portion
280 kcal • 9 g F (1,2 g GFS) • 37 g KH • 3 g Z • 6 g BST • 9 g E • 2,58 g Salz • 1,1 g Beta-Glucan

Das passt dazu: Kräuterquark als Beilage.

Haferschrot-Bratlinge mit Spinat

» Die Bratlinge sind sehr lecker und schmecken gut zu gedünstetem Gemüse und einem Kräuterquarkdip oder dem eigenen Lieblingsdip!

vegetarisch, glutenfrei

Für 4 Portionen à 250 g

35 Min.

150 ml Haferdrink • 200 g grobes Hafervollkornschrot • 2 Zwiebeln • 300 g Spinat • 2 EL Rapsöl • 2 Eier, getrennt • 50 g Magerquark • 1 TL Salz • gemahlener Koriander, Fenchel, Liebstöckel

- Haferdrink erhitzen, Haferschrot hinzugeben und quellen lassen.

- Zwiebeln hacken, mit Spinat in etwas Öl andünsten. Eigelb und Quark unter die Hafermasse rühren, Spinat unterheben und mit Gewürzen abschmecken. Eiweiß steif schlagen und vorsichtig unterheben.

- Mit einem Löffel Bratlinge von der Masse abstechen und im restlichen Öl von jeder Seite 4–6 Min. braten.

Nährwerte pro Portion

335 kcal • 12 g F (1,8 g GFS) • 36 g KH • 5 g Z • 9 g BST • 15 g E • 1,6 g Salz • 2,3 g Beta-Glucan

Schnelle Möhren-Hafer-Taler

» Die kleinen Taler sind schnell gemacht und schmecken besonders gut zu einem selbst gemachten Dip, etwa aus Quark und frischen Kräutern.

vegetarisch, glutenfrei

Für 4 Portionen à 190 g

20 Min. + 15 Min. Backzeit

300 g Möhren • ½ Zwiebel • 150 g kernige Haferflocken (optional zur Hälfte zarte) • 4 Eier • 1 EL Zitronensaft • 1 Prise Muskatnuss • ca. 1 TL Salz • Kräuter und Gewürze nach Geschmack

- Den Ofen auf 175 Grad (Umluft: 155 Grad) vorheizen.

- Möhren raspeln, Zwiebel fein schneiden. Beides mit restlichen Zutaten vermengen. Nach Belieben würzen.

- Esslöffelgroße Taler auf ein mit Backpapier ausgelegtes Backblech geben und andrücken. In ca. 15 Min. goldbraun backen.

Nährwerte pro Portion

260 kcal • 9 g F (2 g GFS) • 29 g KH • 6 g Z • 6 g BST • 13 g E • 2,82 g Salz • 1,7 g Beta-Glucan

Variante: Die Taler lassen sich auch mit anderen Gemüsesorten zubereiten.

Zucchinicremesuppe

›› Schnell zubereitet, einfach variiert und natürlich mit Hafer als Grundlage ist diese Suppe passend für jede schnelle Mahlzeit.

vegetarisch, glutenfrei
Für 2 Portionen à 300 g
30 Min.

1 Zwiebel • 2 EL Rapsöl • ca. 500 ml Gemüsebrühe • 2 Zucchini • 100 g Haferflocken • 1 TL Salz • Pfeffer • 100 g Schmand

- Zwiebel klein schneiden und im Öl glasig dünsten. Mit Brühe ablöschen. Zucchini würfeln und mit Haferflocken zugeben. Alles ca. 20 Min. köcheln lassen.

- Alles pürieren und mit Salz, Pfeffer und Schmand verfeinern. Je nach gewünschter Konsistenz etwas mehr Brühe hinzugeben.

Nährwerte pro Portion
225 kcal • 13 g F (5,7 g GFS) • 19 g KH • 4 g Z • 4 g BST • 6 g E • 2,5 g Salz • 1,1 g Beta-Glucan

Variante: Die Zucchini kann durch jedes Gemüse ersetzt werden. So können Sie eine Brokkoli- oder Tomatencremesuppe zaubern. Vegan wird sie, wenn Sie den Schmand durch Hafer- oder Sojacreme ersetzen.

Haferklößchen-Suppe

›› Klößchen können aus verschiedenen Getreidesorten hergestellt werden. Meine Variante mit Hafer stellt ein ganz neues Geschmackserlebnis dar.

vegetarisch, glutenfrei
Für 2 Portionen à 140 g
30 Min.

frische Kräuter • 60 g Butter • Muskatnuss • 1 TL (Kräuter-)Salz • 2 Eier • 80 g Hafermehl • 1,5 l Gemüsebrühe

- Kräuter hacken. Butter schmelzen, abkühlen lassen. Kräuter, Gewürze und Eier unterrühren.

- Hafermehl einrühren und in einem Topf erwärmen, bis ein dicklicher Brei entsteht. Abkühlen lassen und aus der Masse nussgroße Klößchen mit zwei Löffeln formen und in der Brühe gar ziehen lassen. Die Suppe sollte frisch verzehrt werden.

Nährwerte pro Portion
460 kcal • 34 g F (17 g GFS) • 25 g KH • 1 g Z • 4 g BST • 13 g E • 4,3 g Salz • 1,8 g Beta-Glucan

Variante: Wenn Sie die Hälfte des Hafermehls durch fein geschroteten Grünkern ersetzen, erhalten Sie einen nussigen Geschmack.

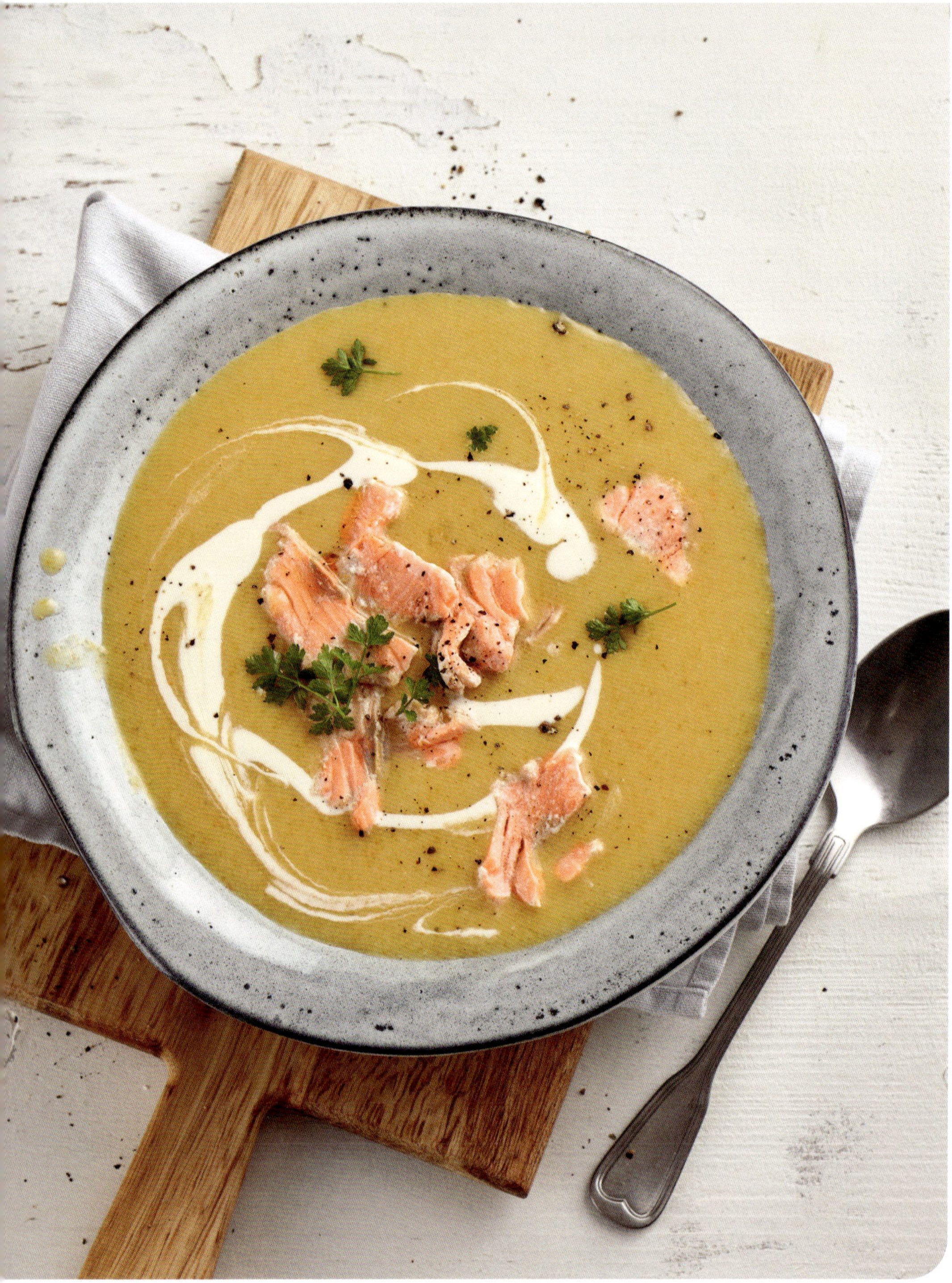

Lachs-Kartoffel-Suppe

›› Eine klassische Gemüsesuppe, kombiniert auf eine neue Art und Weise. Sie ist ausnahmsweise nicht vegetarisch, doch der Lachs bringt viel Aroma mit.

glutenfrei
Für 4 Portionen à 660 g
⏲ 50 Min.

- 1 Zwiebel
- 1 Knoblauchzehe
- 1 Stange Lauch
- 2 EL Rapsöl
- ca. 1,5 l Gemüsebrühe
- 2 kleine Kartoffeln
- 3 Möhren
- 80 g Haferflocken
- 1 TL Salz
- Pfeffer, Muskatnuss
- 100 ml Haferdrink oder Hafercreme
- 300 g Lachsfilet (bevorzugt Wildlachs)

● Zwiebel und Knoblauch würfeln. Lauch in Ringe schneiden. Zwiebel und Lauch in Öl andünsten, anschließend Knoblauch hinzugeben. Mit Brühe ablöschen. Kartoffeln und Möhren schälen, in Stücke schneiden, zur Brühe geben und alles ca. 20 Min. garen.

● Haferflocken hinzugeben, kurz ziehen lassen und anschließend pürieren, bis eine cremige Konsistenz entsteht. Die Suppe mit Salz, Pfeffer, Muskat und Haferdrink oder Hafercreme abschmecken und je nach gewünschter Konsistenz mehr Brühe dazugeben.

● Lachs in kleine Streifen schneiden und ca. 5 Min. in der Suppe garen.

Nährwerte pro Portion
335 kcal • 15 g F (2 g GFS) • 27 g KH • 7 g Z • 6 g BST • 20 g E • 2,74 g Salz • 0,9 g Beta-Glucan

Variante: Die Suppe kann einfach in eine vegane Variante umgewandelt werden, indem anstelle von Lachs z. B. gebratener Tofu verwendet wird. Auch das Gemüse kann je nach Belieben variiert werden (z. B. durch zusätzlichen Sellerie). Hierbei sollte auf die Wassermenge geachtet werden, da jedes Gemüse mehr oder weniger Flüssigkeit zum Garen benötigt.

SNACKS – SÜSS UND SALZIG

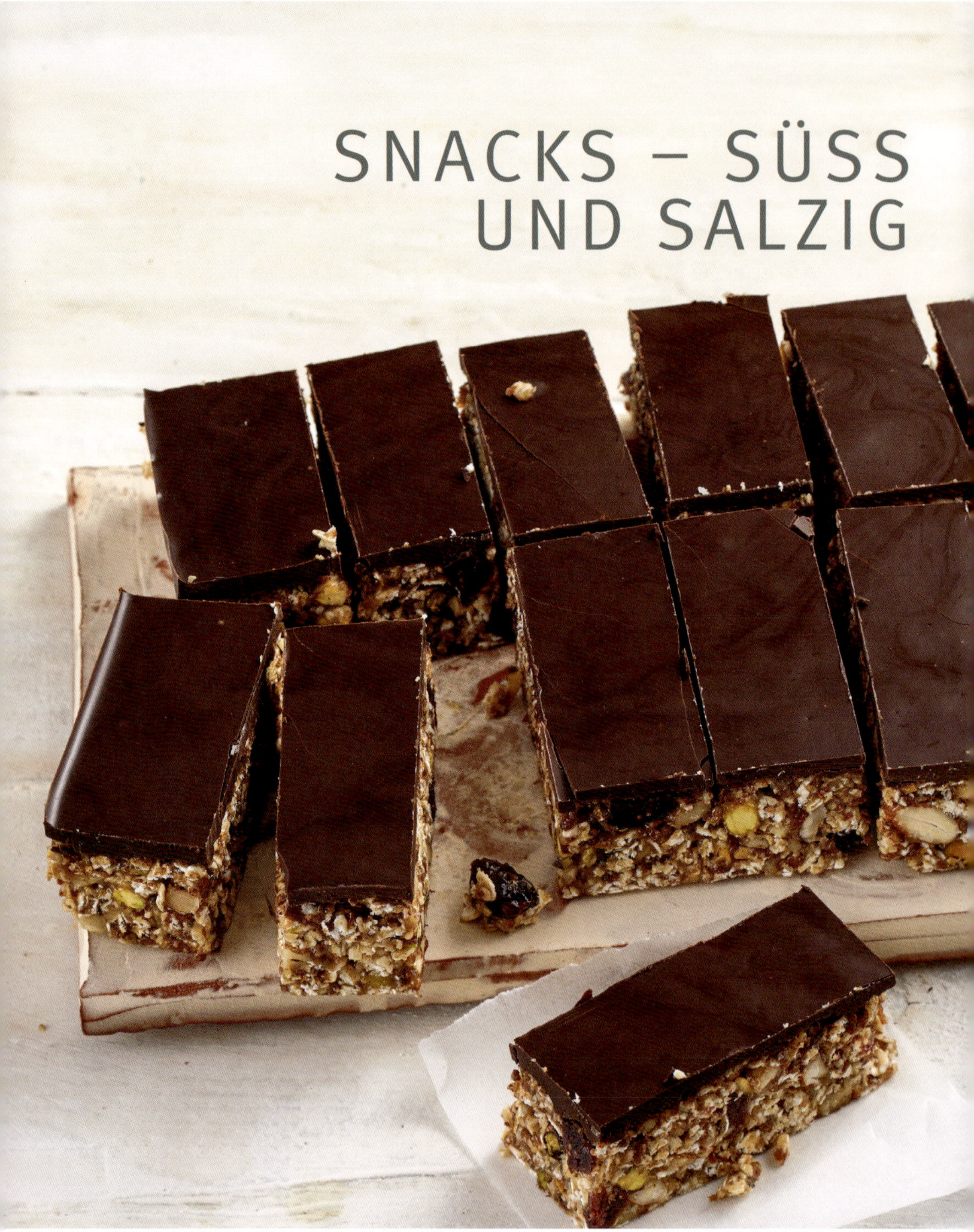

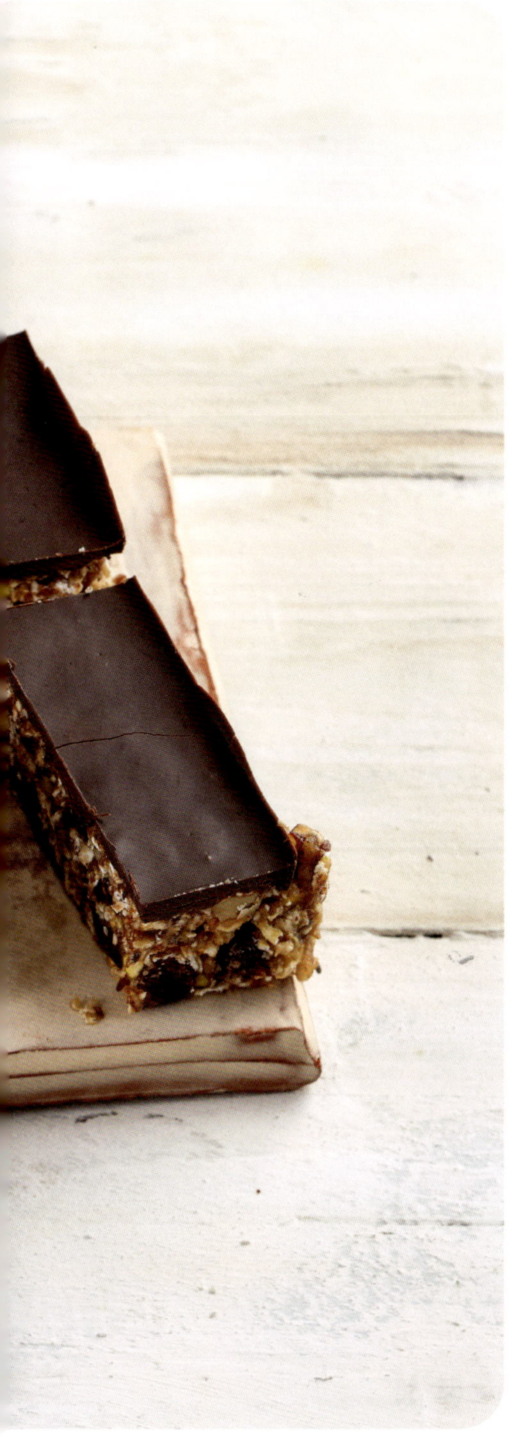

Auch auf süße und salzige Snacks müssen Sie nicht verzichten, wenn Sie sich bewusst ernähren möchten. So wird durch Haferflocken oder Hafermehl aus einer süßen Sünde eine gesunde Zwischenmahlzeit. Gebackene Haferflocken eignen sich knusprig-kross für süße wie für salzige Knabbereien. Und die Muffins lassen sich durch verschiedene Gewürze, Nüsse, Saaten oder Gemüsesorten wunderbar variieren. Probieren Sie es einfach einmal aus!

« Theas Krafthappen (Seite 124)

Theas Krafthappen

» Riegel für unterwegs gibt es viele zu kaufen. Theas Krafthappen sind eine gesunde Alternative. Eine Kreation von Theresia Godde aus meinem Team!

vegan, glutenfrei

Für 24 Stück à 40 g

20 Min. + 80 Min. Kühlzeit

- je 30 g Mandeln, Walnüsse und Pistazien
- 180 g Haferflocken
- 40 g Erythrit
- 1 TL Zimt
- ½ TL geriebene Tonkabohne
- 1 Msp. gemahlene Vanille
- 1 Prise Salz
- je 40 g Cranberrys, Chiasamen und Leinsamen, geschrotet
- 60 g Proteinpulver Vanille (ungesüßt)
- 2 EL Kokosöl
- 80 g Mandelmus
- 60 g Ahornsirup
- 60 ml Haferdrink
- 140 g Zartbitterschokolade

● Eine Form (20 × 20 cm) mit Backpapier auslegen. Mandeln, Walnüsse und Pistazien klein hacken. Haferflocken, Erythrit, Zimt, Tonkabohne, Vanille, Salz, gehackte Nüsse, Cranberrys, Chiasamen, Leinsamen und Proteinpulver mischen.

● Kokosöl in einer Pfanne auf mittlerer Stufe schmelzen lassen. Mandelmus und Ahornsirup darin erwärmen. Die Masse zu den trockenen Zutaten geben und alles gut vermengen. Haferdrink gut unterrühren.

● Die Masse in die Form geben und fest anpressen. Zum Abkühlen ca. 20 Min. kalt stellen.

● Schokolade im Wasserbad schmelzen, über die kalte Masse gießen und zügig glatt streichen. Alles 60 Min. im Kühlschrank aushärten lassen, dann in 24 Riegel schneiden.

Nährwerte pro Stück

155kcal • 9 g F (3,1 g GFS) • 14 g KH • 4 g Z • 4 g BST • 6 g E • 0,6 g Salz • 0,3 g Beta-Glucan

Variante: Bei diesen Happen können Sie ganz einfach eigene Ideen einbringen: Variieren Sie die Nüsse, ersetzen Sie die Cranberrys durch andere Trockenfrüchte oder das Mandelmus durch ein anderes Nussmus.

Kraftkugeln

›› Diese kleinen Kraftkugeln sind ideal, um die Lust auf etwas Süßes nach dem Essen zu stillen. Sie sind gesünder als herkömmliche Süßigkeiten.

vegan, glutenfrei
Für 12 Stück à 20 g
25 Min.

30 g Cashewkerne • 80 g Medjool-Datteln • 120 g Haferflocken • 40 g Mandelmus • 20 g Proteinpulver Vanille (ungesüßt) • 6 EL Haferjoghurt • 1 Msp. gemahlene Vanille • ½ TL Zimt • 1 Prise Salz

- Cashews fein hacken. Datteln etwas zerkleinern. Alle Zutaten bis auf die Cashews im Mixer zerkleinern, bis eine klebrige Masse entsteht.
- Daraus kleine Kugeln rollen und diese in den gehackten Cashews wälzen.

Nährwerte pro Stück
65 kcal • 2 g F (0,3 g GFS) • 8 g KH • 3 g Z • 1 g BST • 3 g E • 0,2 g Salz • 0,3 g Beta-Glucan

Variante: Haben Sie keinen Haferjoghurt, können Sie die Kugeln natürlich auch mit Naturjoghurt zubereiten. Auch das Mandelmus können Sie z. B. durch Cashewmus ersetzen.

Nussige Haferbissen

›› Ratzfatz zubereitete Kekse aus nur 4 Zutaten und ideal für den süßen Hunger zwischendurch, da gesünder als herkömmliche Kekse.

vegetarisch, glutenfrei
Für 10 Stück à 45 g
15 Min. + 10 Min. Backzeit

2 reife Bananen • 150 g Haferflocken • 2 EL Erdnussmus • 25 g Zartbitterschokolade

- Den Ofen auf 200 Grad (Umluft: 180 Grad) vorheizen.
- Bananen schälen, zerdrücken und mit Haferflocken und Erdnussmus mischen.
- Aus dem Teig Kekse formen und diese auf ein mit Backpapier ausgelegtes Backblech legen. Schokolade klein brechen und gleichmäßig auf den Keksen verteilen. Diese ca. 10 Min. backen.

Nährwerte pro Stück
125 kcal • 4 g F (1,2 g GFS) • 16 g KH • 6 g Z • 3 g BST • 4 g E • 0 g Salz • 0,7 g Beta-Glucan

Variante: Anstelle von Erdnussmus kann jedes beliebige Nussmus verwendet werden, wie z. B. Mandelmus.

Knusprige Walnusskekse

» Gesunde Nüsse und Hafer mit einer schokoladigen Note – was will man mehr? Aber aufgepasst: Diese Kekse machen süchtig.

vegetarisch
Für 25 Stück à 30 g
20 Min. + 15 Min. Backzeit

- 50 g Dinkel-Vollkornmehl
- 1 TL Backpulver
- ½ TL Vanille
- 80 g Erythrit
- 125 g Butter
- 100 g gemahlene Walnüsse
- 150 g Haferflocken
- 175 g dunkle Kuchenglasur

- Den Ofen auf 180 Grad (Umluft: 160 Grad) vorheizen.

- Mehl, Backpulver, Vanille, Erythrit und Butter zu einem Teig verarbeiten. Walnüsse und Haferflocken einarbeiten.

- Aus dem Teig kleine Häufchen stechen. Diese auf ein mit Backpapier ausgelegtes Blech legen und in ca. 15 Min. goldbraun backen. Abkühlen lassen.

- Währenddessen Kuchenglasur nach Packungsanweisung schmelzen. Die Kekse in die Glasur tunken und trocknen lassen.

Nährwerte pro Stück
135 kcal • 10 g F (2,9 g GFS) • 12 g KH • 4 g Z • 2 g E • 0,1 g Salz • 0,3 g Beta-Glucan

Variante: Jeder Geschmack ist bekanntlich anders, so schmecken die intensiven Walnüsse bestimmt nicht jedem. Sie können aber einfach durch jede beliebige Nuss ersetzt oder auch mit anderen gemischt werden.

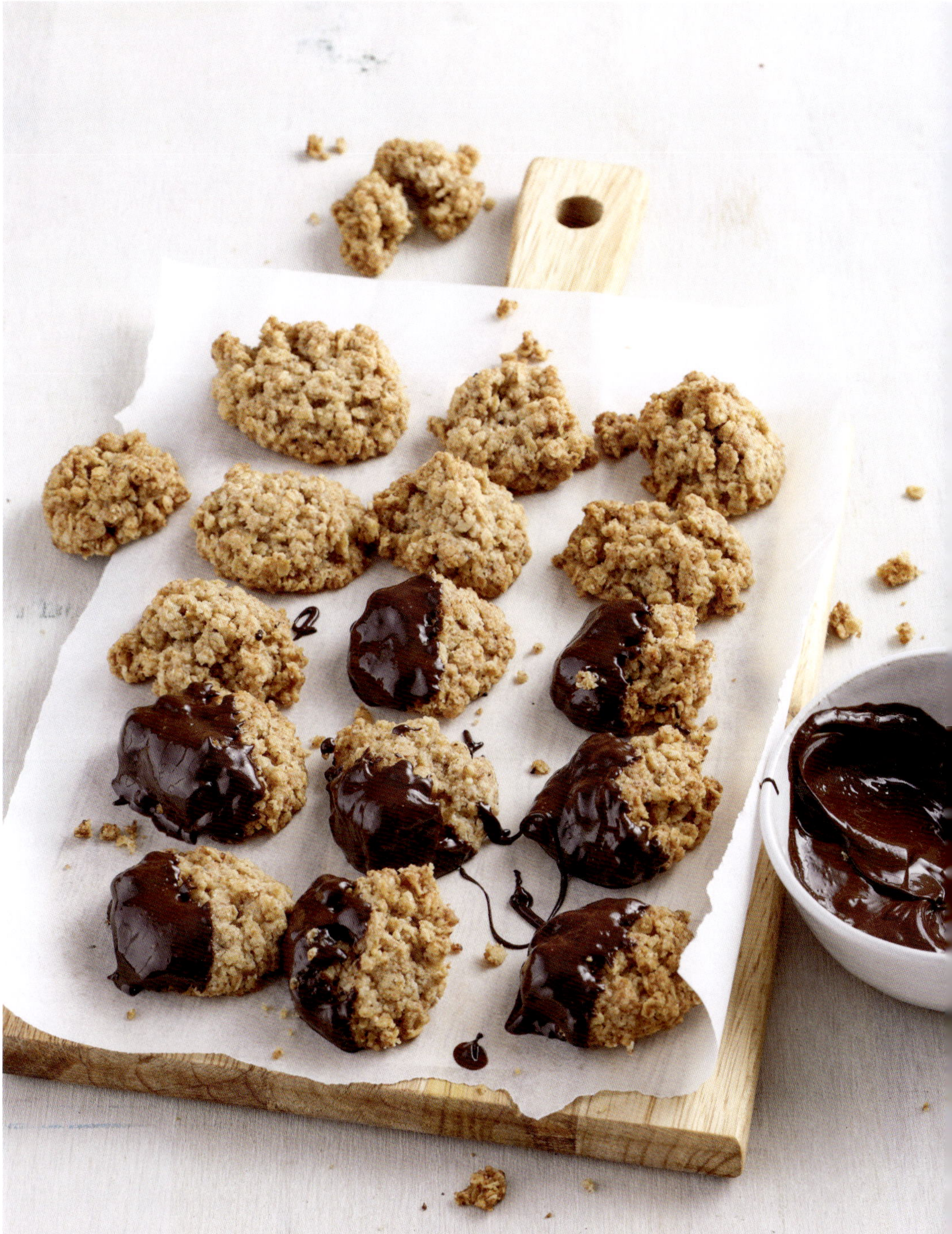

Carrot-Cake-Cookies

›› Ja, auch Möhren schmecken süß! Diese Kekse kombinieren die Frische und Süße der Möhren mit einem würzig-nussigen Geschmack.

vegan
Für 16 Stück à 50 g
30 Min. + 35 Min. Backzeit

60 g Datteln • 1 Apfel • 200 g Möhren • 1 Stück Ingwer • 3 EL Kokosöl • 90 g Haferflocken • 150 g Dinkel-Vollkornmehl • 1 TL Backpulver • 1 TL Zimt • ½ TL Salz • 80 g gehackte Walnüsse • 1 EL Erythrit

- Den Ofen auf 200 Grad (Umluft: 180 Grad) vorheizen. Datteln hacken, Apfel und Möhren raspeln. Ingwer schälen, fein reiben. Kokosöl auf kleiner Stufe schmelzen.

- Haferflocken, Mehl, Backpulver, Zimt und Salz vermengen. Restliche Zutaten gut untermischen.

- 16 Cookies formen und auf ein mit Backpapier ausgelegtes Backblech legen, ca. 35 Min. backen, abkühlen lassen und genießen.

Nährwerte pro Stück
135 kcal • 7 g F (2,9 g GFS) • 15 g KH • 5 g Z • 3 g BST • 3 g E • 0,4 g Salz • 0,3 g Beta-Glucan

Luftig-leichte Apfel-Muffins

›› Diese leichte Alternative zu klassischen Muffins macht durch das Vollkornmehl und die Haferflocken lange satt und durch die Aromen glücklich.

vegetarisch
Für 12 Stück à 80 g
15 Min. + 20 Min. Backzeit

2 Äpfel • 200 g Dinkel-Vollkornmehl • 1 EL Backpulver • 1 TL Zimt • 70 g Erythrit • 60 g Haferflocken • 1 Ei • 1 EL Rapsöl • 100 g Naturjoghurt (fettarm) • 125 ml Haferdrink

- Den Ofen auf 180 Grad (Umluft: 160 Grad) vorheizen.

- Äpfel würfeln. Mehl, Backpulver, Zimt, Erythrit und Äpfel mischen. Haferfocken (bis auf 1 EL) unterrühren. Ei, Öl, Joghurt und Haferdrink mischen und unter die Mehlmischung rühren.

- Den Teig in Muffinförmchen füllen und mit den übrigen Haferflocken garnieren. In ca. 20 Min. goldbraun backen.

Nährwerte pro Stück
115 kcal • 2 g F (0,4 g GFS) • 24 g KH • 4 g Z • 3 g BST • 4 g E • 0,1 g Salz • 0,2 g Beta-Glucan

Ruck-Zuck-Apfelkuchen

» Die Alternative zu Omas traditionellem Apfelkuchen.

vegan, glutenfrei

Für 4 Portionen (Springform 15 cm Durchmesser)

⏲ 20 Min. Zubereitung + 50 Min. Backzeit

60 g Haferflocken • 50 g Kokosmehl • 1 TL Backpulver • 1 TL Zimt • 1 Apfel • 30 ml Zitronensaft • 40 g Ahornsirup • 200 ml Haferdrink • 50 g Apfelmark

- Backofen auf 180 Grad (Umluft: 160 Grad) vorheizen. Haferflocken, Kokosmehl, Backpulver und Hälfte des Zimts vermengen. Halben Apfel raspeln, in dünne Scheiben schneiden.

- Ahornsirup, Haferdrink, Apfelraspel und Apfelmark zu den trockenen Zutaten geben, vermengen und etwa 10 Min. quellen lassen.

- Apfelspalten mit Zitronensaft und dem restlichen Zimt mischen. Die Apfel-Teig-Masse in die gefettete Springform geben und 40 Min. backen. Anschließend die Apfelspalten gleichmäßig auf dem Kuchen verteilen und weitere 10 Min. backen. Auskühlen lassen.

Nährwerte pro Portion

185 kcal • 4 g F (2,1 g GFS) • 29 g KH • 14 g Z • 9 g BST • 5 g E • 0,1 g Salz • 0,7 g Beta-Glucan

Bananenbrot

» Von dem Verzehr von Bananen wird bei Diabetes meist abgeraten. Kombiniert mit Ballaststoffen kann man sich ab und an ein Stückchen genehmigen.

vegan

Für 1 Brot (Scheibe 90 g)

⏲ 25 Min. + 60 Min. Backzeit

3 reife Bananen • 8 Datteln • 200 ml Haferdrink • 100 g Haferflocken • 200 g Dinkel-Vollkornmehl • 4 EL Erythrit • 2 TL Zimt • ½ Pck. Backpulver • 1 Prise Salz • 50 g Kokosöl

- Den Ofen auf 180 Grad (Umluft: 160 Grad) vorheizen. Bananen, Datteln und Haferdrink pürieren.

- Trockene Zutaten mischen und mit der Bananenmasse vermengen. Kokosöl schmelzen und unterheben. Alles mit dem Handrührgerät ca. 5 Min. verrühren.

- Eine Kastenform mit Backpapier auslegen, den Teig einfüllen und ca. 60 Min. backen. Auskühlen lassen.

Nährwerte pro Scheibe

185 kcal • 6 g F (3,8 g GFS) • 31 g KH • 10 g Z • 4 g BST • 4 g E • 0,1 g Salz • 0,4 g Beta-Glucan

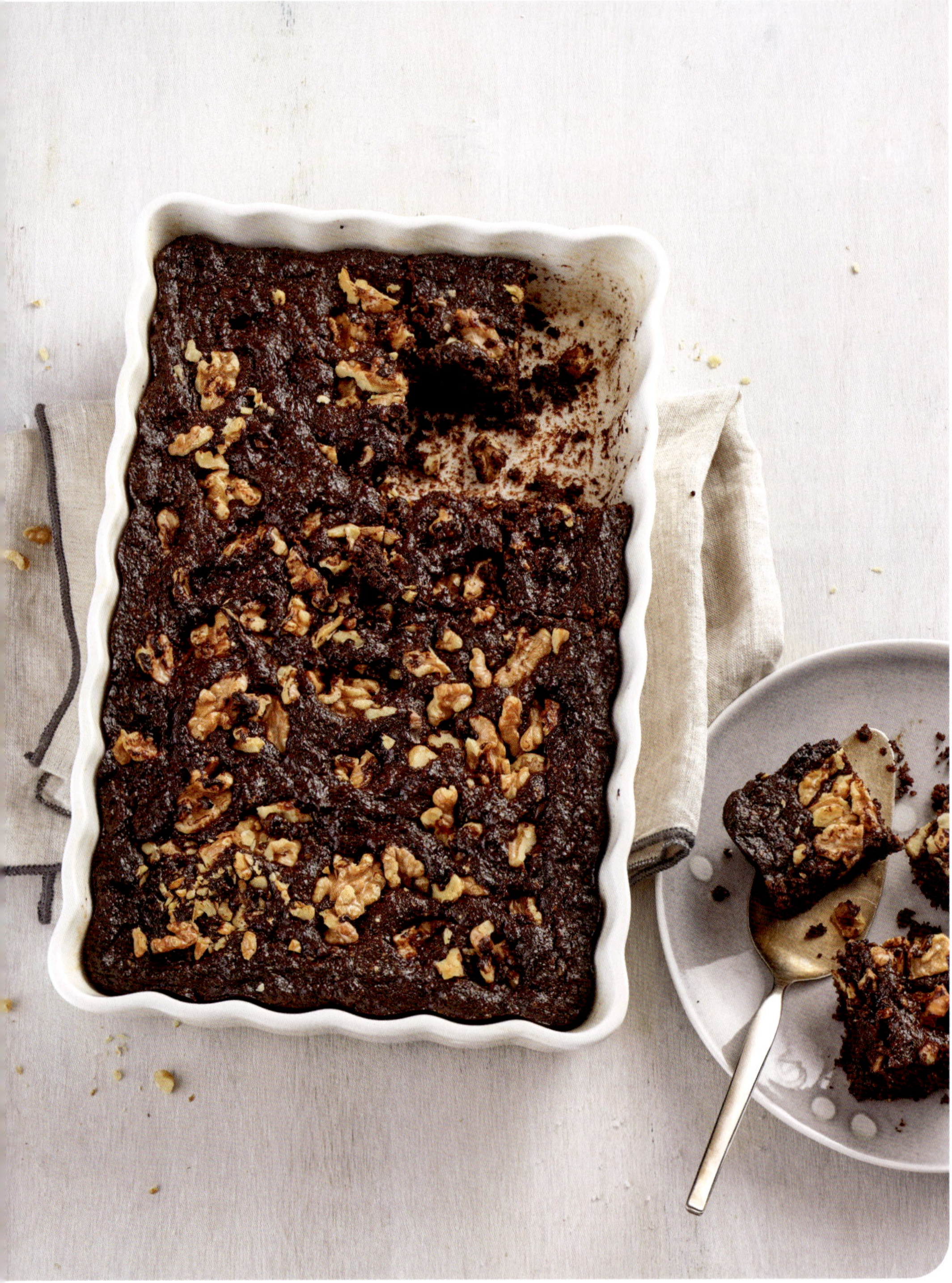

Ofenfrische Schokobrownies

» Schokoladiger geht's gar nicht mehr! Auch eine kleine Sünde zwischendurch ist erlaubt, etwa mit diesen betörenden Schokobrownies.

vegetarisch
Für 8 Stück à 170 g
30 Min. + 10 Min. Einweichzeit + 25 Min. Backzeit

- 200 g Haferkleie
- 150 g Erythrit
- 50 g Kakaopulver
- 1 TL Backpulver
- 100 g gehackte Walnüsse
- 1 Prise Salz
- 100 g Zartbitter-Schokotropfen
- 200 g Zartbitterschokolade
- 100 ml Rapsöl
- 200 g Datteln
- 4 Eier

- Den Ofen auf 180 Grad (Umluft: 160 Grad) vorheizen. Haferkleie, Erythrit, Kakao, Backpulver, Walnüsse, Salz und Schokotropfen vermengen.

- Schokolade in 50 ml Öl unter Rühren schmelzen. Datteln mit kochendem Wasser übergießen und 10 Min. aufweichen lassen.

- Schokolade, Datteln, restliches Öl und Eier fein pürieren. Trockene Zutaten unterheben. Die Masse in eine flache Kastenform geben und 25 Min. backen. In Brownies schneiden.

Nährwerte pro Stück
650 kcal • 41 g F (12,3 g GFS) • 70 g KH • 29 g Z • 12 g BST • 15 g E • 0,4 g Salz • 2 g Beta-Glucan

Fruchtig-frischer Haferauflauf

» Warme Früchte, crunchy Nüsse, ein Hauch von Zimt und die Süße der Bananen kombiniert mit Hafer: Eine bessere Nachspeise gibt es ja wohl nicht.

vegetarisch, glutenfrei
Für 4 Portionen à 300 g
15 Min. + 30 Min. Backzeit

- 2 Bananen
- je 30 g gehackte Pekannüsse und Mandeln
- 200 g Haferflocken
- 100 g Heidelbeeren
- 60 g Himbeeren
- 400 ml Haferdrink
- 2 Eier
- 1 TL Zimt

● Den Ofen auf 180 Grad (Umluft: 160 Grad) vorheizen. Eine Banane in Scheiben schneiden und die zweite zu Mus verarbeiten.

● Pekannüsse, Mandeln und Haferflocken mischen und in eine Auflaufform geben. Ein paar Beeren für die Garnitur zur Seite legen und den Rest unter die Hafermasse rühren. Haferdrink, Eier und Zimt verquirlen und mit dem Bananenmus mischen.

● Die flüssige Masse über die Haferflockenmischung in der Auflaufform gießen und mit den übrigen Beeren garnieren. Den Auflauf ca. 30 Min. backen und anschließend noch warm servieren.

Nährwerte pro Portion
450 kcal • 18 g F (2,3 g GFS) • 54 g KH • 15 g Z • 21 g BST • 14 g E • 0,3 g Salz • 2,25 g Beta-Glucan

Variante: Auch in diesem Rezept können beliebige Variationen mit verschiedenen Nüssen und Beeren gezaubert werden.

Tipp: Lässt die Saison den Kauf von frischen Beeren nicht zu, können auch Tiefkühlbeeren verwendet werden.

Warme Haferherzen mit Fruchttopping

›› Jeder kennt klassische Waffeln bestreut mit Puderzucker – aber probieren Sie doch mal diese neue Variante mit vollwertigem Hafer.

vegetarisch
Für 3 Portionen à 300 g
⏲ 40 Min.

- 2 Eier
- 5 EL Erythrit
- 125 g Hafermehl
- 50 g Dinkelmehl
- 200 ml Haferdrink
- 100 g Naturjoghurt
- 2 EL Butter
- 1 TL Backpulver
- ½ TL gemahlene Vanille
- etwas Rapsöl für das Waffeleisen
- 200 g Beeren (frisch oder TK)
- 1 TL Speisestärke

● Eier trennen. Eiweiß steif schlagen. Eigelb mit 3 EL Erythrit schaumig schlagen. Hafer-, Dinkelmehl, Haferdrink, Joghurt, Butter, Backpulver und Vanille unterrühren. Dann den Eischnee unterheben.

● Das Waffeleisen einschalten und mit Rapsöl einpinseln. Den Teig zu Waffeln ausbacken.

● Beeren parallel erwärmen, mit dem restlichen Erythrit süßen und mit Speisestärke andicken. Zu den Waffeln servieren.

Nährwerte pro Portion
440 kcal • 19 g F (6,8 g GFS) • 66 g KH • 7 g Z • 10 g BST • 15 g E • 0,3 g Salz • 1,9 g Beta-Glucan

Variante: Für Apfel-Zimt-Waffeln anstelle von Dinkelmehl Dinkel-Vollkornmehl verwenden. Zudem 1 geraspelten Apfel unter den Teig mischen und mit 1 TL Zimt verfeinern.

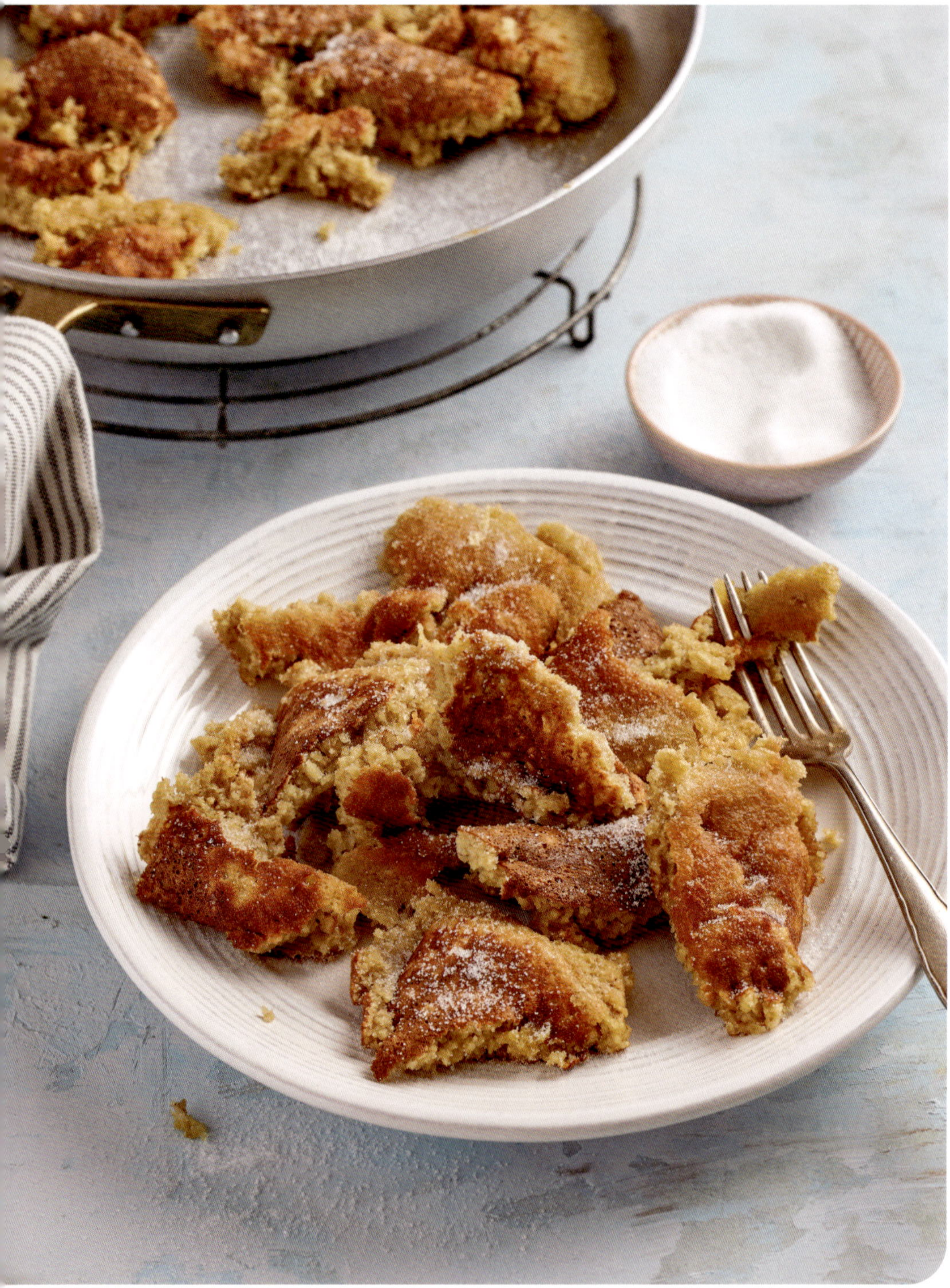

Kaiserschmarren

›› Die etwas »leichtere« Kaiserschmarren-Variante auf Haferbasis kann geschmacklich eindeutig mit dem Klassiker mithalten.

vegetarisch, glutenfrei
Für 2 Portionen à 300 g
25 Min.

- 125 g Haferflocken
- 2 TL Backpulver
- 50 g Hafermehl
- 60 g Erythrit
- 1 Prise Salz
- 2 Eier
- 225 ml Haferdrink
- 2 EL Rapsöl

- Trockene Zutaten vermengen. Eier und Haferdrink unterrühren.

- Öl in einer Pfanne erhitzen und den Teig 5–8 Min. anbraten. Wenden und 5 Min. ausbacken.

- Alles in Stücke reißen oder mit einem Schaber teilen und servieren.

Nährwerte pro Portion
550 kcal • 23 g F (3,3 g GFS) • 92 g KH • 1 g Z • 11 g BST • 19 g E • 0,8 g Salz • 3,9 g Beta-Glucan

Variante: Dieses Rezept können Sie ganz nach Belieben erweitern. Rosinenliebhaber können etwa 20 g Rosinen unter den Teig mischen und fügen ihm so eine leicht süße und fruchtige Note hinzu. Einen leichten Crunch erhalten Sie durch 30 g klein gehackte Nüsse.

Tipp: Den Kaiserschmarren mit etwas Erythrit in Pulverform garnieren und mit Apfelmark servieren. Auch frische Früchte oder verschiedene Fruchtsaucen aus Beeren lassen sich gut mit dem Kaiserschmarren kombinieren.

Knuspriges Knabber-Knäckebrot

» Jeder Knusperliebhaber kommt bei diesem Knäckebrot mit Haferflocken auf seine vollen Kosten! Kerne und Samen sorgen für Abwechslung.

vegan
Für 18 Ecken à 50 g
⏲ 15 Min. + 60 Min. Backzeit

- 120 g Haferflocken
- 120 g Dinkel-Vollkornmehl
- 100 g Sonnenblumenkerne
- 50 g Sesam
- 50 g Leinsamen
- 1 Prise Salz
- 2 EL Olivenöl
- 500 ml Wasser

● Den Ofen auf 180 Grad (Umluft: 160 Grad) vorheizen.

● Alle Zutaten zu einem gleichmäßigen Teig vermengen. Diesen dünn auf 2 mit Backpapier ausgelegte Backbleche verteilen und 15 Min. backen. Die Masse in die gewünschte Größe schneiden und anschließend weitere 45 Min. backen. Auskühlen lassen.

Nährwerte pro Ecke
120 kcal • 7 g F (0,8 g GFS) • 10 g KH • 0 g Z • 3 g BST • 4 g E • 0,06 g Salz • 0,3 g Beta-Glucan

Cheesy Muffins

»Diese herzhaften Muffins eignen sich ideal, um den Arbeitsalltag mit einem schmackhaften Snack zwischendurch zu erleichtern.

vegetarisch
Für 12 Stück à 60 g
15 Min. + 10 Min. Einweichzeit + 25 Min. Backzeit

- 150 g Haferflocken
- 50 ml Haferdrink
- 200 ml Buttermilch
- 1 Ei
- 50 ml Rapsöl
- 100 g Weizenmehl (Type 1100)
- 1 TL Backpulver
- je ½ TL Natron und Salz
- 2 EL Weizenkeime
- 75 g geriebener Emmentaler

- Den Ofen auf 180 Grad (Umluft: 160 Grad) vorheizen. Flocken, Drink und Buttermilch mischen und 10 Min. quellen lassen.
- Ei und Öl unterrühren. Mehl, Backpulver, Natron, Salz, Keime und Käse vermengen und ebenfalls unterrühren.
- Die Masse in Muffinförmchen geben und in 25 Min. goldbraun backen.

Nährwerte pro Stück
160 kcal • 8 g F (1,9 g GFS) • 15 g KH • 1 g Z • 2 g BST • 7 g E • 0,7 g Salz • 0,6 g Beta-Glucan

Variante: Das Grundrezept können Sie mit vielen verschiedenen Zutaten ergänzen, etwa durch eine Portion Gemüse in Form von geraspelter Möhre oder Zucchini. Für eine mediterrane Variante eignen sich getrocknete Tomaten, Feta und eine Mischung aus italienischen Kräutern. Hier sind Ihnen geschmacklich keine Grenzen gesetzt.

Locker-flockige Pestobällchen

›› Mit diesen Pestobällchen haben Sie in sehr kurzer Zeit einen Snack für Zwischendurch oder ein Mitbringsel fürs Partybüfett gezaubert.

vegetarisch, glutenfrei
Für 25 Stück à 20 g
20 Min.

- 240 g gegarte weiße Bohnen
- 40 g zarte Haferflocken
- 2 EL Pinienkerne
- 50 g getrocknete Tomaten
- 25 g Proteinpulver
- 50 g grünes Pesto
- 1 Prise Salz
- Pfeffer nach Geschmack
- geröstete Haferflocken, Chiliflocken, Paprikapulver, gehackte Kräuter, Sesam etc. zum Wälzen

● Bohnen abspülen und abtropfen lassen. 20 g Haferflocken im Mixer oder mit dem Pürierstab fein zerkleinern. Pinienkerne kurz rösten und grob hacken.

● Alle Zutaten im Mixer zu einer glatten Masse verarbeiten. Mit angefeuchteten Händen walnussgroße Bällchen formen und diese nach Belieben in den vorgeschlagenen Zutaten wälzen.

Nährwerte pro Stück
60 kcal • 2 g F (0,2 g GFS) • 6 g KH • 2 g Z • 3 g BST • 4 g E • 0,4 g Salz • 0,1 g Beta-Glucan

Variante: Die Pestosorte kann je nach Geschmack variieren. Wenn Sie mal keine Pinienkerne zu Hause haben, können Sie auch einfach Mandeln oder andere Nüsse und Kerne verwenden. Und sind Ihnen die getrockneten Tomaten zu geschmacksintensiv, ersetzen Sie sie durch Oliven. Auch das Proteinpulver können Sie mit 15 g zusätzlichen Haferflocken austauschen.

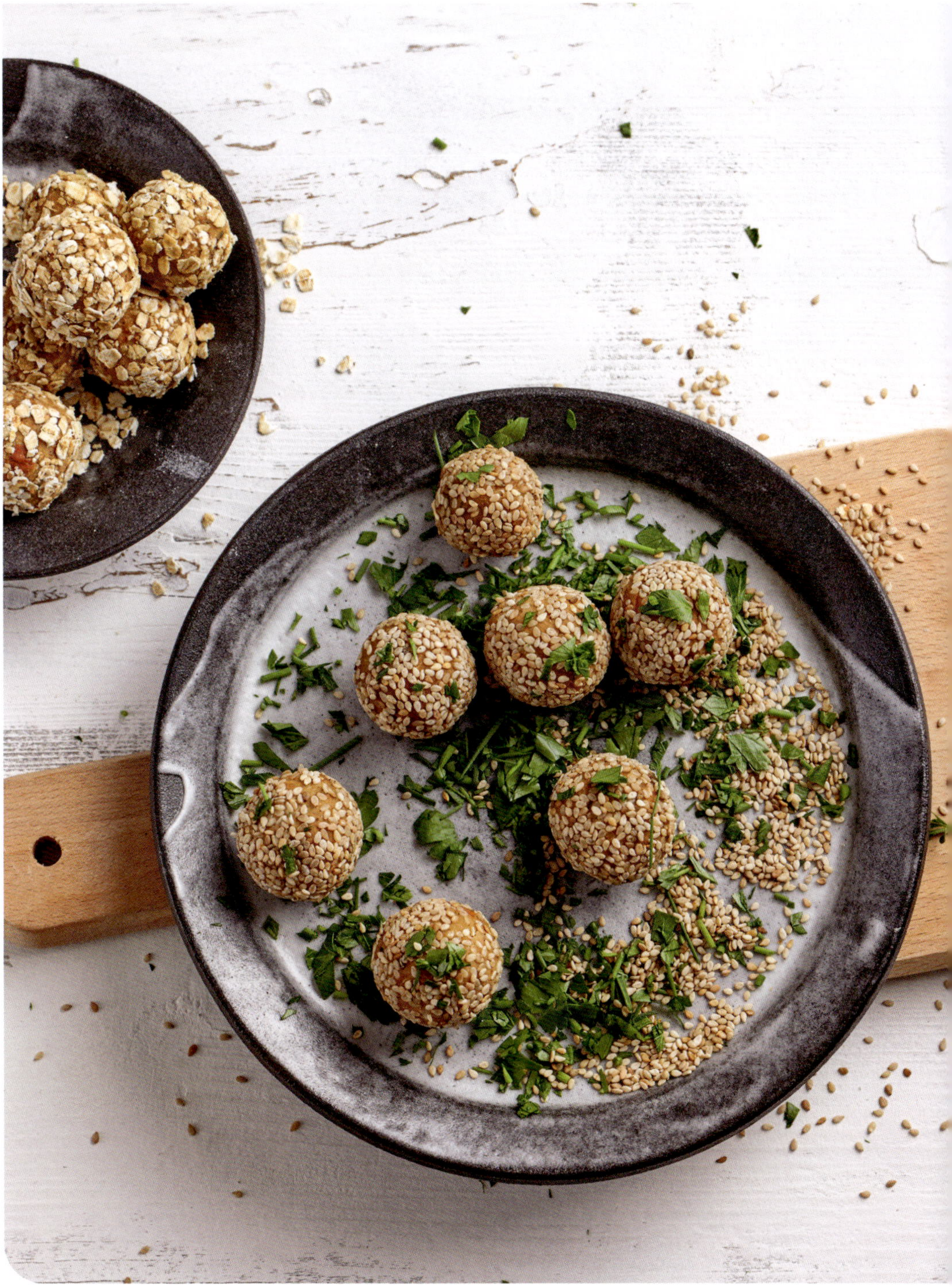

Service

Quellenangaben

Keuthage W. kalorien.de. gesund leben, bewusst ernähren. Im Internet: www.kalorien.de; Stand 7.6.2021

Open Food Facts. Open Food Facts the free food products database. Im Internet: world.openfoodfacts.org; Stand 7.6.2021

Schweizer Bundesamt für Lebensmittelsicherheit und Veterinärwesen BLV. Schweizer Nährwertdatenbank. Im Internet: naehrwertdaten.ch; Stand 7.6.2021

U.S. Department of Agriculture (USDA). FoodData Central. Im Internet: fdc.nal.usda.gov; Stand 7.6.2021

Sachregister

Rezeptregister

Empfehlungen von Dr. med. Winfried Keuthage

Im Folgenden finden Sie weitergehende Internetadressen

www.hafertage.com

Alles rund um Hafer, meine besten Literaturtipps und neue Rezepte. Die Seite wird stets aktuell gehalten.

www.freestylelibre.de

Gewebesensor zur Bestimmung der Zuckerwerte im Gewebe

Bibliografische Information der Deutschen Nationalbibliothek
Die Deutsche Nationalbibliothek verzeichnet diese Publikation in der Deutschen Nationalbibliografie; detaillierte bibliografische Daten sind im Internet über http://dnb.d-nb.de abrufbar.

Programmplanung: Uta Spieldiener
Projektmanagement: Anja Bippus
Redaktion: Franziska Sorgenfrei
Bildredaktion: Christoph Frick, Caroline Merdian
Umschlaggestaltung und Layout:
CYCLUS · Visuelle Kommunikation, Stuttgart

Bildnachweis
Umschlagmotiv und Bild S. 3: Meike Bergmann, Berlin
Autorenfoto: Ines Heider Fotografie
Inhalt: S. 6 © Bera_berc/stock.adobe.com; S. 10/11 © White bear studio/stock.adobe.com; S. 18/19 (v.l.n.r. und v.o.n.u) © margo555/stock.adobe.com, © Tatiana/stock.adobe.com, © Tatiana/stock.adobe.com, © dule964/stock.adobe.com, © Stanisław Błachowicz/stock.adobe.com, © Coprid/stock.adobe.com, © Moving Moment/stock.adobe.com
Foodfotos: Rogge & Jankovic, Köln
Zeichnungen: Susi Schaaf, Bellheim

1. Auflage 2022

TRIAS Verlag in Georg Thieme Verlag KG
Rüdigerstraße 14, 70469 Stuttgart, Germany
www.trias-verlag.de

Printed in Germany

Satz und Repro: Reemers Publishing Services GmbH, Krefeld
Druck: AZ Druck und Datentechnik, Kempten

Gedruckt auf chlorfrei gebleichtem Papier

ISBN 978-3-432-11429-3

Auch erhältlich als E-Book:
eISBN (ePub) 978-3-432-11428-6

9 10